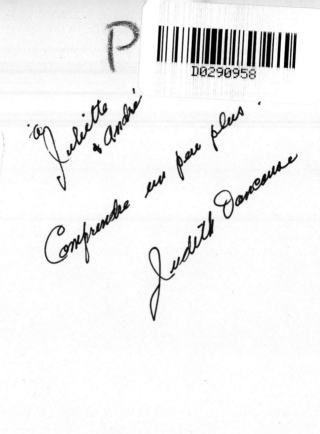

à Juliette
& André

Comprendre un peu plus.

Judith Dorceuse

## Trois symboles en mouvement

L'INTERVENANT. Son savoir et la qualité de sa présence brillent de multiples rayons : soins, écoute, compassion...

LA FAMILLE. Riche de son histoire unique, dans les beaux comme dans les mauvais jours, ses liens se resserrent devant l'inévitable de la mort.

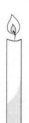

LE MALADE. Ses jours diminuent, ses forces fondent... mais jusqu'à la fin, sa flamme intérieure brûle avec intensité.

Judith Dancause

# La mort aux pieds d'argile

## SOINS DE RÉCONFORT

*La Plume d'Oie*
ÉDITION

**Catalogage avant publication de la Bibliothèque nationale du Canada**

Dancause, Judith, 1930

    La mort aux pieds d'argile : soins de réconfort

    Présenté à l'origine comme mémoire (de maîtrise de l'auteure-Université du Québec à Montréal), 1997 sous le titre : L'accompagnement des personnes âgées jusqu'à la mort.

    Comprend des réf. bibliogr.

    ISBN 2-923063-25-2

    1. Soins en phase terminale - Aspect psychologique. 2. Deuil - Aspect psychologique. 3. Mort - Aspect psychologique. 4. Malades en phase terminale - Psychologie. 5. Accompagnement des mourants. 6. Éthique clinique. I. Titre. II. Titre : Accompagnement des personnes âgées jusqu'à la mort.

BF789.D4D36 2003 362.1'75'019 C2003-941677-1

La Plume d'Oie Édition

Judith Dancause

© Tous droits de reproduction réservés

ISBN : 2-923063-25-2

Dépôt légal – Bibliothèque nationale du Québec, 2004

Dépôt légal – Bibliothèque nationale du Canada, 2004

Cette publication est dirigée par :

*La Plume d'Oie*

ÉDITION – CONCEPT

199, des Pionniers Ouest

Cap-Saint-Ignace (Québec) G0R 1H0

Téléphone et télécopieur : **418.246.3643**

Courriel : info@laplumedoie.com

Site Internet : laplumedoie.com

Région de Montréal : **450.448.2927**

Je transmets à mes
enfants,
Sylvie, François et Louise,
et à mes petits-enfants,
Vincent, Maude,
Simon, Annie,
Hugo et Gabrielle,
cette réflexion :

La vie est un livre
que l'on ne peut ni ouvrir ni fermer.

La page que l'on aime ne se lit
pas deux fois, le feuillet fatal
se tourne de lui-même.

On voudrait revenir à la page
que l'on aime, mais la page
où l'on meurt est déjà
sous nos doigts.

PAMPHILE LEMAY

# Remerciements

Mon intérêt pour *La mort aux pieds d'argile* provient de ma maîtrise en intervention sociale. M^me Shirley Roy, professeure au département de sociologie de l'UQAM, a appuyé ma démarche. Cette professeure a mis toutes ses connaissances et toute son expérience à ma disposition.

Le projet de l'étude se déroulant à l'intérieur d'un centre d'hébergement, je veux témoigner ma gratitude à M^me Francine Drouin, conseillère à la qualité des services et aux communications et commissaire locale, responsable des plaintes au CLSC-CHSLD Pointe-aux-Trembles/Montréal-Est, pour l'organisation des rencontres avec les intervenants. Un fraternel merci à l'abbé Roch Dancause, aumônier pendant quinze ans au

CHSLD L'Ermitage de la MRC d'Arthabaska, à Victoriaville.

Les intervenants de ces deux centres méritent également des hommages. Leur expérience et leur participation au comité de lecture m'ont apporté de précieuses indications. De surcroît, l'ergothérapeute, M<sup>me</sup> Annette Favreau, pour sa proposition en ce qui a trait aux tableaux, m'a permis de dépasser certaines difficultés de synthèse.

Un merci particulier à Marie Verville, M. A., pour son écoute, enrichie de questionnements en cours de rédaction de l'ouvrage. Ceci m'a permis de reconstituer des éléments fort importants.

Je veux aussi remercier la conseillère en communication Renée Giguère de Danville (Québec) qui, avec compréhension et sensibilité, m'a soutenue lors de l'étape finale de la relecture et des corrections d'épreuve.

Merci à tous !

# Préface

Intéresser, renseigner, instruire, provoquer la curiosité intellectuelle et favoriser le développement personnel : voilà les objectifs que poursuivait madame Dancause lorsqu'en 1996, elle est venue nous proposer de participer à sa recherche-action qualitative portant sur l'accompagnement de la personne en fin de vie. Notre centre d'hébergement voyait sa clientèle vieillir et se fragiliser ; les intervenants devaient, de plus en plus souvent, s'impliquer dans l'accompagnement des mourants et de leur famille. L'implication de madame Dancause leur a donné l'opportunité de s'exprimer et de participer à cet ouvrage en partageant généreusement leur expertise. Ce fut une belle expérience d'enrichissement mutuel.

*La mort aux pieds d'argile* est un ouvrage unique à plusieurs égards :

+ Il est écrit par une femme de cœur qui a une science, une conscience et une prescience de la mort dans ce qu'elle a d'humain et de touchant.

+ Il est écrit dans un langage simple qui, tout en utilisant un vocabulaire précis et descriptif, est accessible à toute personne qui vit avec un être en fin de vie ou qui, simplement, s'interroge sur cette ultime phase de notre passage sur la terre.

✦ Il est porteur d'un enseignement bien organisé sur le Savoir (C'est quoi le deuil ? C'est quoi le mourir ? C'est quoi la mort physique ?), le Savoir Être (Comment agir et me comporter ?) et le Savoir Faire (Qu'est-ce qu'on attend de moi ?).

✦ Il est orienté vers le mieux-être du mourant et de sa famille mais aussi, et en cela il se singularise, vers le bien-être de l'intervenant qui les accompagne.

*La mort aux pieds d'argile*, en se mettant résolument au service de l'intervenant, devient un outil pédagogique d'une valeur inestimable. Chaque volet, chaque tableau lui permet de se reconnaître, de se questionner et d'identifier des pistes de solution qui l'aideront à améliorer la qualité de sa présence, de ses actions, tant auprès du mourant que de sa famille.

Lorsque madame Dancause s'adresse à l'« intervenant », elle ne se limite pas, loin de là, au professionnel qui œuvre auprès d'une clientèle hébergée ; elle inclut toute personne qui est en relation avec le malade en fin de parcours comme, par exemple, le préposé au centre d'hébergement, l'auxiliaire familial à domicile, l'infirmière à la clinique d'oncologie, le médecin dans son cabinet de consultation.

*La mort aux pieds d'argile* devient, à cet égard, un livre de chevet, un Guide au sens spirituel du terme : il ne propose pas de recettes toutes faites mais apporte un éclairage multidimensionnel sur l'environnement de la mort et sur les « acteurs » importants.

Je termine en émettant un vœu : que chaque lecteur trouve dans cet ouvrage le même plaisir, la même émotion et le même réconfort que j'y ai trouvé moi-même ; il propose un puissant message d'espoir !

Félix Leclerc a dit un jour : « ... la mort, c'est plein de vie dedans... » ; Judith Dancause, dans *La mort aux pieds d'argile*, l'illustre de magistrale façon !

*Francine Drouin*

Conseillère à la qualité des services
et aux communications et commissaire locale,
responsable des plaintes au
CLSC-CHSLD, Pointe-aux-Trembles.

Tel : 514.642.7747 poste 471

# Note aux lecteurs

Procurer des soins de réconfort demande d'élucider le sens pratique de l'utilisation des termes : intervenir, intervenant et intervention. Il me paraît aussi utile de préciser le sens à donner aux mots : mort, mourir et mourant. Voyons brièvement quelques définitions fournies pour chacun de ces mots.

*Intervenir* c'est « prendre part volontairement à une action pour en modifier le cours » (*Le Petit Larousse*, 1996, p. 560). Pour Legault, A., cité dans *L'intervention*, 1997, deux critères en précisent la teneur. Il y a : 1) le point de vue de celui qui s'engage ; et 2) le point de vue de l'état des phénomènes.

Un *intervenant* est celui qui prend part à un « agir en vue d'une fin précise ». Dans son engagement, la réalité visée par l'action est susceptible d'être transformée par elle.

Une *intervention*, en pratique, dans les soins de santé, c'est une action dans le but d'obtenir un résultat à la suite de la connaissance théorique.

Par ailleurs, tout en m'inspirant de Diné (1988), qui s'intéresse à l'accompagnement des personnes en fin de vie, et en vertu de la même affectation, je précise que :

Le mot *mort* est employé tantôt pour désigner les « petites morts » dans le quotidien, tantôt pour désigner l'instant même du mourir. Il peut aussi s'agir du dernier acte de la vie.

Le mot *mourir* situe l'ensemble du processus au cours duquel se manifestent les transformations physiques et psychiques.

Le mot *mourant* désigne la personne engagée dans un processus dont tous ignorent la durée mais non l'issue. Cette période est d'une durée variable dont il est impossible de prédire le déroulement.

Il s'agira ensuite de saisir l'arrangement des tableaux. Enfin, le masculin est utilisé dans cet ouvrage dans le seul but d'alléger le texte.

Nous voilà maintenant prêts à nous joindre aux intervenants et à parcourir avec eux le cheminement de la mort omniprésente du grand malade et des proches de ce dernier.

# Table des matières

## PREMIÈRE PARTIE
## Le mieux-être des grands malades

## DEUXIÈME PARTIE
## Soins de réconfort

## VOLET I
## Résister aux changements et anticiper l'avenir dans les moments d'épreuves importantes

## VOLET II

### Enrichir sa vie à la conscience de sa mort

# VOLET III

## *Aimer et quitter ceux que l'on aime*
## *La transformation de son destin*

## ÉPILOGUE

*Pour l'ultime traversée de la vie,*
*on n'apporte avec soi que l'essentiel :*
*l'amour, le respect, l'espoir*

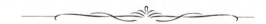

# *Introduction*

La cessation de la vie revêt différents visages. Animée par le dynamisme de la mort apprivoisée, je laisse de côté la mort subite, accidentelle, le suicide, l'homicide et les autres types de mort. *La mort aux pieds d'argile* est celle qui donne l'occasion de revenir aux valeurs essentielles des grands malades dans le respect de chacun. À ces grands malades se joignent les proches et les intervenants, dont le rôle est capital, et qui vivent une situation souvent éprouvante.

Nous savons tous que la mort est d'abord un événement naturel de la vie. Mais notre mort et la mort d'un proche nous rendent vulnérables. Malgré certaines apparences, comme une bête en péril, nous posons nos deux pieds pour freiner le temps, refusant l'intensité des adieux désormais attachés au déclin de la vie.

De toute évidence, dans une société vieillissante, confrontée à nouveau à la responsabilité de ses membres en fin de vie, il en résulte pour les grands malades, les proches et les intervenants, une profonde inquiétude reliée à la traversée des changements sociaux qui écartent du quotidien les deuils et la mort.

En effet, beaucoup de valeurs ont changé. Au début du dernier siècle, la mort d'un parent, d'un ami ou de toute autre personne était perçue comme un événement social, communautaire et public. Depuis, *la mort familière* a cédé la place à *la mort occulte*, celle que l'on cache et dont on garde le secret ; ce fut, pour plusieurs d'entre nous, le moment où s'instaura le malaise à parler de l'éventualité d'une mort prochaine.

Où en sommes-nous aujourd'hui ? Sommes-nous en période de transition sociale vers la mort *réapprivoisée*, celle dont on se rapproche au moyen de relations plus humaines ? Comme le disait Grand'Maison :

> [...] les changements culturels de valeurs et même les ruptures radicales ne constituent pas le problème majeur, dans la mesure où la société et ses membres savent les initier, les maîtriser ou les orienter.

> Grand'Maison, 1979, p. 194.

Grand'Maison (1979) semble vouloir nous dire qu'il ne suffit pas de tout savoir et de tout comprendre mais plutôt de puiser dans un éventail d'expériences concrètes pour trouver un mode de raisonnement déductif.

Dans cet ouvrage, on retrouve deux parties. La première partie actualise l'humanisation des soins à l'intérieur de deux centres d'hébergement (cités à la page 7) et les recommandations des intervenants ayant participé à la recherche-action qualitative. La deuxième partie rédige, en trois volets, la formalisation de modèles d'intervention.

Le premier volet expose les notions théoriques du processus de deuil à travers les pertes inévitables de toute vie « petites morts ». Sa théorie est axée sur l'intervention d'accueil et le rôle de l'intervenant.

Le deuxième volet accorde de l'importance au « *Savoir Être* » comme intervenant. À la capacité d'assurer du réconfort au niveau des deuils se greffent des échanges relationnels dont la philosophie est axée sur les valeurs qui tissent les dimensions de la personne qui approche de sa mort.

Le troisième volet applique les règles du « *Savoir Faire* » de l'intervenant. À la conscience de la mort pour soi est associé l'accomplissement de la vie. Un nouveau type de rapport prend place entre l'intervenant, le mourant et les familles. Une nouvelle façon d'être du mourant émerge des profondeurs de la mort, là où le repos de la vie terrestre prend sa source d'énergie dans l'activité imaginée de l'autre versant de la vie.

Des conclusions seront développées à la fin de chaque volet. Au terme de l'ouvrage, un épilogue relate des réflexions et des demandes des intervenants.

Enfin, dans l'accompagnement de la personne en fin de vie, il n'y a pas de barrières professionnelle, religieuse ou ethnique. Chaque être a sa spécificité au niveau du soin continu.

La présentation du texte a intégré des modifications qui me semblaient essentielles.

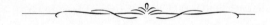

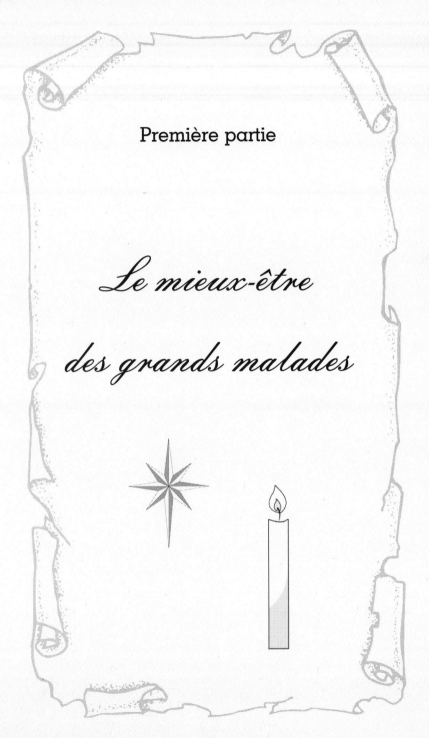

Première partie

*Le mieux-être*

*des grands malades*

## Résumé de la recherche-action qualitative « *Côté cour... Côté jardin* »

La mise à jour de mes cours de formation dans l'enseignement aux adultes ainsi que ma recherche-action qualitative en intervention sociale (Dancause, J. 1997) actualise la relation entre la recherche et le renouvellement des pratiques en milieu institutionnel. Implicitement, les échanges avec les intervenants mettent en lumière les structures relationnelles. Pour ma part, je me suis attachée, dans cet ouvrage, à synthétiser l'ambiance interventionniste.

En effet, toute institution a tendance à standardiser et à collectiviser ses pratiques et son champ d'action. Le « côté cour » fixe les limites propres au milieu de travail et le « côté jardin » attache de l'importance à un climat plus serein. Ces deux angles présentent l'organisation du milieu de travail de l'intervenant. Tout d'abord, parlons du « côté cour » et de l'engagement participatif.

## LE CÔTÉ COUR

On se demande souvent comment les institutions répondent aux droits des personnes face à la maladie et, plus encore, face à la dignité dans la mort. Les enjeux proposés par la Réforme du système de la santé et des services sociaux sont-ils adéquats ? Le fonctionnement interne de ce système, structuré en conformité avec les normes définies par la Loi 120 (1992), répond-il au respect des besoins des mourants ?

La position de l'État devient le fondement des pratiques institutionnelles. Dans ce cadre, trois enjeux importants apparaissent. Le premier enjeu concerne la charte des droits des malades et le code d'éthique. Le deuxième enjeu se préoccupe de l'impact économique. Le troisième et dernier enjeu relate la pénibilité de l'impact moral et/ou légal.

Le côté cour fait ressortir les visées normatives des institutions.

— *La charte des droits des malades et le code d'éthique*

Le préambule de la charte des droits des personnes malades rappelle que la personne en fin de vie est au centre des préoccupations du personnel soignant, des professionnels de la santé et des administrateurs. On reconnaît les intervenants comme énergie principale d'humanisation des soins. Pour sa part, le code d'éthique vise une amélioration de la qualité de vie des personnes malades par l'humanisation des soins et fait appel aux ressources propres à chaque personne en fin de vie.

— *L'impact économique*

Les conjonctures actuelles des institutions déterminent l'équilibre budgétaire qui relève d'un conseil administratif. L'objectif de ce dernier demeure le développement des pratiques fondées sur la qualité de vie des bénéficiaires.

— *L'impact moral et/ou légal*

Lorsque la médecine ne peut plus guérir, il semble que parfois il y ait acharnement thérapeutique ayant comme conséquence de faire vivre à certaines personnes une mort en cascade. Ce qui signifie que le mourant se remet temporairement de sa maladie, rechute et rechute jusqu'à sa mort.

L'engagement participatif du côté cour laisse dans le doute le côté jardin sur la qualité des gestes à poser. Voilà qui complexifie les enjeux. Le résultat de cette recherche-action qualitative présente maintenant des finalités diverses, selon la vision des intervenants.

## LE CÔTÉ JARDIN

Les discours des intervenants en soins infirmiers, travaillant auprès des personnes dont la mort ne peut être évitée, remettent en question leurs pratiques traditionnelles. Cette démarche a permis à l'intervenant de réfléchir sur sa pratique à partir des questions suivantes : comment est-il possible de parler de qualité de vie pour des personnes mourantes ? et comment se concrétise cette qualité de vie considérant la détérioration de la santé physique et souvent psychologique des personnes en fin de vie ?

Les informations recueillies dans le but d'un renouvellement des gestes à poser présentent trois constats : l'un sur les besoins des personnes en fin de vie ; un deuxième traite de la médication reliée à la mort en cascade ; enfin, le troisième s'intéresse au champ des connaissances holistiques.

— *Les besoins des personnes en fin de vie*

Les intervenants soignants reconnaissent avoir reçu une formation traditionnelle provenant du modèle biomédical, alors qu'il s'agit de mettre en pratique une approche holistique.

Selon des témoignages d'intervenants impliqués depuis longtemps dans le milieu institutionnel, leur formation est inadéquate pour assurer une vie de qualité répondant aux besoins de la personne mourante.

— *La médication reliée à la mort en cascade*

Les intervenants soignants (certains d'entre eux) sont préoccupés par la médication prescrite à des personnes en fin de vie. Il existe, disent-ils, une incompatibilité entre leur éthique professionnelle biomédicale centrée sur la qualité de vie (soins curatifs) et les pratiques internes centrées sur la vie de qualité (holistique).

— *Le champ des connaissances holistiques et le soutien du personnel*

À l'approche de la mort, certains intervenants expriment leur point de vue à l'effet que leur formation biomédicale et la réalité du mourir les propulsent hors de leurs champs de connaissances spécifiques. Ainsi, lorsque le processus de mort est enclenché, l'intervenant exprime parfois ses regrets de ne pas pouvoir apporter un soutien affectif plus grand au mourant et à la famille.

Par ailleurs, le soutien du personnel après le décès d'une personne en institution ou à domicile est à peu près inexistant. Certains intervenants décrivent ainsi la dynamique dans l'équipe endeuillée : habituellement, l'infirmière remercie l'équipe et on n'en parle plus. Le personnel intervenant ne se donne pas le droit d'avoir du chagrin, ni du temps pour en parler ; le travail continue.

Afin de se donner une pratique mieux adaptée, les intervenants soumettent trois recommandations. Elles concernent les besoins spécifiques des intervenants, la place de la médication et, enfin, la démarche de résolution de deuils.

*— Les besoins spécifiques des intervenants*

Un ajustement est souhaitable afin que le plan de l'intervention favorise une certaine solidarité, tout en permettant une relative uniformité dans l'exercice de leur action professionnelle.

Les intervenants réclament un manuel servant de base en intervention auprès des personnes en fin de vie. Ce manuel comprendrait des codes à propos des deuils et de la mort, et des règles à suivre en milieu de travail.

*— La place de la médication*

Cette recommandation fait ressortir l'évolution du rôle du médecin traitant. D'une part, il faut considérer l'importance de l'accompagnement à partir du moment où le mourant prend conscience de son état. D'autre part, il y a la problématique de la personne non lucide, une situation vécue par plusieurs malades en milieu institutionnel.

✦ Les intervenants proposent que le milieu institutionnel exige de la part du bénéficiaire qui en a la capacité un testament biologique, un testament de vie ou encore un testament de soins qui serait intégré au dossier de ces malades. Ce testament préciserait, au moment où la personne est encore lucide, son choix d'un type d'intervention.

✦ L'idée maîtresse d'un testament, peu importe sa terminologie, est que la demande du mourant soit respectée et validée à différentes étapes de la maladie. Selon l'évolution de la personne mourante, le testament devient la responsabilité du médecin traitant.

À l'instar de la médication, les mourants ayant des problèmes cognitifs, par exemple le mourant atteint d'Alzheimer, suscitent un intérêt particulier chez les intervenants.

Ces personnes ne communiquent pas verbalement. Leurs émotions passent plutôt par le corps (par l'agitation, l'agressivité, la panique). Les intervenants expriment qu'il est pénible d'être accompagnateurs de ces personnes. Ils disent : je ressens leur état et cela me peine de constater qu'en plus de vivre leur mort, ils n'ont plus la lucidité pour comprendre ce qui leur arrive.

✦ Les intervenants souhaitent le développement des moyens et des techniques spécifiques permettant d'aider les personnes ayant des problèmes cognitifs.

Enfin, les intervenants vont de l'avant en cherchant des solutions applicables à leur quotidien. Selon certains intervenants, les deuils auxquels ils sont confrontés nécessitent une démarche de résolution de deuils.

— *La démarche de résolution de deuils*

Des intervenants affirment que la mort des personnes accompagnées leur rappelle des expériences passées, réveille des deuils ou certaines situations douloureuses mises en veilleuse.

✦ Après le décès de chaque personne accompagnée dans la mort, les intervenants proposent de disposer d'une période de temps pour se regrouper, pour parler afin de se donner la chance d'évaluer la situation de deuil et de partager des souvenirs ensemble.

✦ À ce temps d'arrêt (pour eux) devrait s'ajouter un rituel de deuils visant trois groupes de personnes : les intervenants eux-mêmes, la famille et les autres bénéficiaires.

Les constats et les recommandations proposent donc une interaction entre le côté cour et le côté jardin pour une plus grande humanisation des soins et un milieu de travail plus serein.

*La réconciliation : côté cour et côté jardin*

Le côté cour donne lieu à une synthèse inachevée. Différents rapports remettent actuellement à jour les enjeux des soins de santé. Leur marge de manœuvre, en gestion participative, est mince, et ne peut être abordée dans cet ouvrage.

L'ajustement souhaitable, côté jardin, peut-il être un plan d'intervention où les intervenants/soignants se sentiront artisans de leurs engagements et responsables de leurs actes ? Faire ressortir le passé au profit du présent peut-il permettre de comprendre des réalités vécues par l'intervenant et de mesurer les effets de l'intervention ?

Il est reconnu qu'au niveau de la détresse psychologique, l'individu a un pouvoir à prendre pour assurer sa qualité de vie. Voilà pourquoi le centre souhaite le retour de la chercheure, Judith Dancause, afin de rédiger un guide dont l'objectif serait la formalisation d'un modèle d'intervention.

L'actualisation des relations côté cour et côté jardin par une analyse renouvelée de la recherche-action qualitative a permis de laisser passer plus de lumière sur l'organisation du milieu de travail des intervenants.

Aujourd'hui, les intervenants participants, tout comme César, peuvent annoncer leur victoire par ces mots : *Veni, vidi, vici*. En effet, ils sont :

+ venus exprimer le désir de voir leur intervention décrite dans un guide ; ils ont

+ vu l'inconfort du stress dû au manque d'information ; et ils ont

+ vaincu en se donnant des codes sur les gestes à poser.

L'intérêt d'un tel projet fait appel à des modèles d'intervention pour le mieux-être des malades et le bien-être des intervenants.

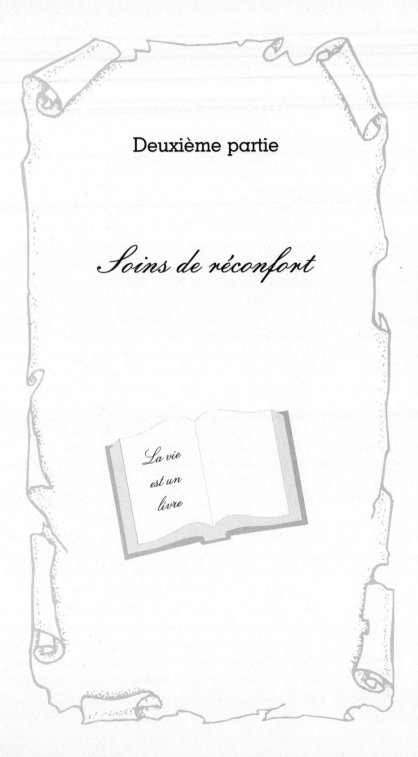

# Deuxième partie

## Soins de réconfort

*La vie est un livre*

# Renouvellement des pratiques : Formalisation de modèles d'intervention

Comment utiliser les expériences des intervenants afin d'offrir un soutien continu aux personnes dont l'intensité des adieux se heurte à la cessation de la vie ? Et comment orienter adéquatement les valeurs essentielles des grands malades parvenus au déclin de leur vie ?

Le défi relève de deux aspects de l'intervention. Le premier aspect est à caractère expérimental tandis que le second utilise un modèle clinique pour la prise de décision.

D'une part, le caractère expérimental de l'intervention, selon Pelletier et Vézina (1989), regroupe un ensemble d'éléments touchant trois domaines différents. Ces éléments proviennent du domaine affectif au niveau de la sensibilité, du domaine implicatif au niveau des connaissances et des expériences et du domaine incitatif au niveau des compétences qui nous amènent à décider des gestes à poser.

Les expressions utilisées par les intervenants au moment des discussions (recherche-action qualitative) se rapprochent des termes choisis par Pelletier et Vézina. Ainsi, pour situer le domaine affectif, ils utilisent les mots « je ressens » ; pour le domaine implicatif, ils l'illustrent en disant : « je me dis que » ; et pour le domaine incitatif, cette énergie morale qui porte à l'action : « je réagis ».

D'autre part, le modèle clinique pour la prise de décision, élaboré par Martin, R. M. (1978), est basé sur le processus éthique. Cette démarche présente le cadre objectif (les faits), le cadre théorique (les valeurs), le contexte évaluant (sens moral) et le contexte subjectif (décision responsable).

Ainsi, l'activité expérimentale de l'intervention et le modèle clinique pour la prise de décision s'influencent, mais ils ne doivent pas pour autant se diminuer l'un et l'autre. Il est nécessaire de bien départager ce qui provient de l'expérience et ce qui se rapporte au modèle clinique. Ensemble les modèles, expérimental et clinique, permettent d'initier des pistes d'intervention, de maîtriser des situations et de développer des aspects plus significatifs.

Dans cette deuxième partie de l'ouvrage, de nombreux tableaux favoriseront la clarté de la pensée dans un monde pressé, influencé par la lecture de textes synthétiques. L'arrangement des tableaux présentera des particularités de lecture.

Le début de chaque thème présentera trois colonnes identifiées par les mots : *je ressens* (affectif), *je me dis que* (implicatif) et *je réagis* (incitatif), les éléments expérimentaux de l'intervention. Cette série d'annotations issues du vécu des intervenants en milieu institutionnel demandera une lecture à la verticale seulement.

Cependant, pour les tableaux synthèses tirés du modèle clinique pour la prise de décision, la lecture se fera autant à la verticale qu'à l'horizontale. Vous les reconnaîtrez par des puces présentées à l'intérieur des trois volets du processus éthique.

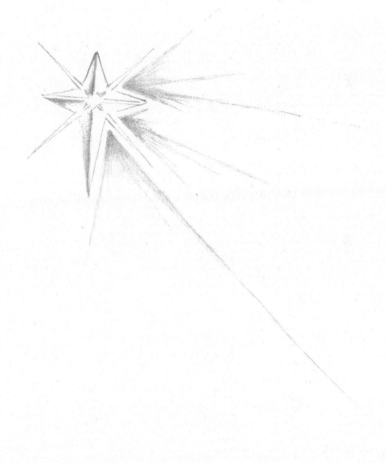

# Volet I

Résister aux changements
et anticiper l'avenir
dans les moments
d'épreuves importantes

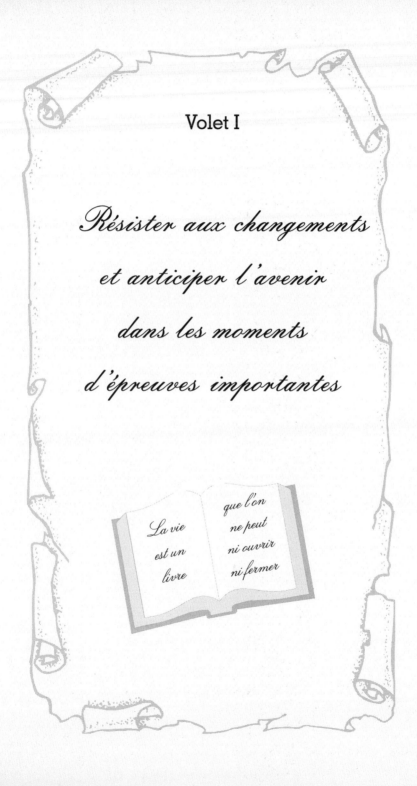

La vie
est un
livre

que l'on
ne peut
ni ouvrir
ni fermer

# L'intervention d'accueil :
## les « petites morts »

Nous subissons tous un certain nombre de pertes au cours de notre vie. Prenons, à titre d'exemples, la perte de nos illusions d'enfants, de nos rêves d'adolescents, les séparations dans la famille, les changements d'emplois, la perte de la jeunesse, etc. Ce premier volet trace le profil d'une personne endeuillée par des épreuves appelées « petites morts », sur les plans physique, cognitif, psychologique, social et sexuel.

Le processus de deuil désigne l'ensemble de phénomènes aboutissant au dénouement d'épreuves importantes (deuils). Pour accueillir cette souffrance psychique, il peut être sécurisant, pour un intervenant, de recourir à des notions théoriques. Selon certains auteurs, les notions théoriques reliées au processus de deuil aident à démasquer la non-permanence de la vie.

S'engager dans une intervention d'accueil soulève certaines questions. Qu'est-ce que le deuil ? Comment se vit le deuil par la personne confrontée à un placement ainsi que par la famille de cette dernière ? Quels sont les moyens dont dispose l'organisme humain pour faire face aux expériences douloureuses reliées à une période de transition ?

Trois thèmes sont présentés dans ce premier volet. Le premier thème introduit les notions théoriques du deuil. Le deuxième thème touche le placement d'un parent et expose les résistances à vivre les changements. Le troisième présente les étapes de réactions psychologiques dans le deuil.

Bien qu'il soit question de deuil, le premier thème actualise quatre notions théoriques concernant essentiellement des personnes en perte d'autonomie et en fin de vie. L'application théorique des deuils au quotidien s'intéresse à : *l'avenir engagé à l'ombre du passé ; la nostalgie des plus chers souvenirs ; l'angoisse existentielle de ce qui ne sera plus ; le deuil à faire et à vivre*. Étant donné que les intervenants ont à vivre, à plusieurs moments, la mort d'une personne, on peut alors se demander : quel en est l'impact sur leur vie personnelle ?

Le mouvement de l'intervention s'appuie sur la vision et le vécu des intervenants en milieu de travail. Les notions théoriques sur le deuil, la mort, le mourir et le mourant reposent sur mes notes de cours (UQAM) et sur plusieurs auteurs cités tout au long de ce volet.

# LES NOTIONS THÉORIQUES DU DEUIL

L'exercice du rôle d'accompagnateur des personnes en fin de vie implique parfois de longues périodes de fréquentations. Il se développe alors une intimité, de l'attachement et, même, des conflits interpersonnels. Or, le questionnement sur l'accompagnement de la personne en fin de vie permet de mieux comprendre le mouvement de l'intervention tout en laissant émerger le caractère expérimental.

## LA VISION ET LE VÉCU DES INTERVENANTS
### (Activité expérimentale)

À cause de leur rôle, les intervenants qui donnent des soins de confort/réconfort bâtissent un dialogue intérieur. Certains intervenants nous expriment ceci :

| Je ressens | Je me dis que | Je réagis en |
|---|---|---|
| – De l'*attachement* pour les personnes à qui je donne des soins ou des attentions Après un temps plus ou moins long : <br> – La mort me les arrache et <br> – Le *détachement* se fait progressivement | – Ma prise de conscience des pertes physiques, familiales, sociales me permet de mieux comprendre la personne endeuillée <br> – Me permet de donner divers sens au mot mort <br> – De saisir que la personne au terme de sa vie a vécu plusieurs deuils | – M'appropriant des connaissances théoriques sur le deuil <br> – Appliquant celles-ci au moment de mes interventions <br> – Retenant que chaque accompagnement est unique et spécifique |

Les intervenants, au moyen de trois mots clés : *attachement – arrachement – détachement*, désignent par métaphores les réactions normales du processus de deuil. Or, pour qu'il y ait deuil, il faut qu'il y ait eu attachement. Sans attachement, il n'y a pas de deuil à faire.

Le processus de deuil se vit par une réaction de douleur, de souffrance et de profonde tristesse par suite de la perte d'une personne aimée ou d'un objet, ou encore, d'un état d'être. De plus, le processus de deuil se fait progressivement et par étapes.

### L'avenir engagé à l'ombre du passé

L'avenir engagé à l'ombre du passé astreint la personne endeuillée à vivre le travail du deuil ou un travail de transformation de son état antérieur. Tracer le profil de cette personne, c'est parler d'une vie humaine marquée de pertes et de deuils ou de multiples « petites morts ».

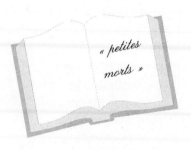

## Tableau 1.1

### LES « *PETITES MORTS* » AU QUOTIDIEN

Présentation des deuils comme étant des « *petites morts* »
Selon Badeau et Bergeron (1991)

| Les différents deuils | Les « petites morts » en relation avec les deuils | Le rôle de l'intervenant est de stimuler la personne à partir de |
|---|---|---|
| Quatre catégories | | |
| 1. *Le deuil physique* Pertes de capacité, de mobilité, etc. | → *Des pertes* sur les plans : physique, physiologique et cognitif | → L'image de renforcement spirituelle ou corporelle |
| 2. *Le deuil psychologique* Pertes de possibilité de communication Pertes de vie sexuelle, etc. | → *Des pertes affectives* Les expressions d'amitié et de tendresse | → La gestion du passé vers une nouvelle étape de vie |
| 3. *Le deuil social* Pertes de position par rapport à la société | → *Des pertes des rôles* Le milieu de travail, marital, départ des enfants, de son quartier | → L'ouverture vers un nouveau milieu de vie |
| 4. *Le deuil moral* Transformation de ses valeurs | → *Des pertes de fidélité* à des principes, ou à des valeurs personnelles | → L'ajustement religieux et/ou spirituel |

La réalité des « petites morts » au quotidien fait prendre conscience que la mort physique est précédée du processus de la mort psychique et sociale. À ce sujet, Badeau et Bergeron font ressortir que « la mort physique ne vient que compléter dans la chair ce qui existe déjà » (*Idem*, p. 320).

Les notions théoriques qu'implique l'intervention d'accueil prennent leur importance dans la série de pertes (deuils) auxquelles une personne est confrontée.

### La nostalgie des plus chers souvenirs

Le deuil est une réaction de douleur et il doit être abordé comme étant une période nostalgique de la vie dont le passage est graduel, d'une durée relativement variable.  Il ne doit pas être perçu comme un problème.

Le cycle des réactions à la perte se présente en trois étapes.  Voyons brièvement comment sont traversées ces trois étapes.

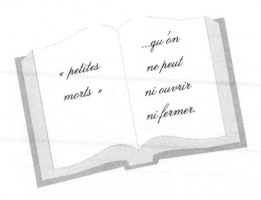

*« petites morts » ...qu'on ne peut ni ouvrir ni fermer.*

Tableau 1.2

## LE CYCLE DES RÉACTIONS À LA PERTE (DEUIL)

Les théories de Lamers (1965)
Cité dans Mishara et Riedel (1984)

| Le vécu de la personne ayant subi une perte | Le rôle de l'intervenant est d'aider la personne endeuillée à s'ajuster à sa nouvelle vie |
|---|---|
| Trois étapes | |
| 1. *Les protestations* <br> Déni, pleurs, hostilité, confusion | → Le processus, à cette étape du deuil, laisse entrevoir la possibilité de la finalité |
| 2. *Le désespoir* <br> Quête de l'objet perdu, dépression | → La nostalgie de son passé, le sentiment d'impuissance vis-à-vis de l'avenir |
| 3. *Le détachement* <br> Aptitude à restructurer sa pensée vers sa finalité | → L'exploitation des ressources intérieures et extérieures |

Le cycle des réactions dans le deuil est un processus aboutissant à une transformation psychique. On ne redevient jamais ce qu'on a été. C'est après avoir passé par ces trois étapes qu'une personne peut continuer à cheminer à son rythme. (Lamers, *idem*)

Au cycle des réactions s'ajoutent les expériences douloureuses reliées à la modification de l'état antérieur. Spontanément, à la prise de conscience d'une perte, les personnes endeuillées ressentent un sentiment désagréable de peur qui se transforme en une profonde souffrance face à une lutte entre ce qui est passé et ce qui est à venir.

*L'angoisse existentielle de ce qui ne sera plus*

Les réponses de l'organisme humain lors de ces expériences douloureuses présentent des symptômes semblables à ceux de la maladie et constituent ce que l'on appelle la « *douleur* ». L'illustration suivante reprend le cycle des réactions à la perte et les composantes psychiques de la douleur face à l'angoisse existentielle.

Tableau 1.3

**L'EXPRESSION DE LA DOULEUR**

Inspiré d'une étude menée auprès des veufs et des veuves,
Lopata (1973) Cité dans Mishara et Riedel (1984)

| Les expériences douloureuses | Le rôle de l'intervenant est de respecter le « facteur temps » |
|---|---|
| Trois étapes | Deux niveaux d'expression. L'un est physique et l'autre est psychologique |
| 1. *La protestation* Les symptômes physiques et émotifs sont à peu près continuels | *Le niveau physique* |
| 2. *Le désespoir* Les symptômes physiques et émotifs présentent des périodes de relâche | – Insomnie, perte de mémoire, fatigue, hallucinations, etc. |
| 3. *Le détachement* La personne s'immerge dans le présent et développe de nouveaux désirs | *Le niveau psychologique* – Tristesse, accès de colère, irritabilité, sentiment de rejet, d'abandon |

Dans une situation d'angoisse existentielle, l'intervenant se sent souvent impuissant. Ce dont la personne endeuillée a le plus besoin, tant que l'angoisse la submerge, c'est de compassion. Il faut laisser à la blessure de la personne endeuillée le temps de se cicatriser. L'intervention doit se faire discrètement. C'est la vie qui fait mal !

### Le deuil à faire et à vivre

L'écart est grand entre le temps de deuil pour l'endeuillé et les attentes de l'entourage. On insiste pour que la personne cesse de penser à sa situation, sous prétexte qu'il faut bien continuer à vivre. Cependant, les répercussions affectives ressenties au plus profond de l'être risquent d'engendrer de lourdes souffrances de nature existentielle.

L'accompagnement s'avère nécessaire. Il faut considérer que le deuil à faire et à vivre est perçu de façon très différente selon la culture, les croyances religieuses et l'état psychologique de la personne. Pour ces diverses raisons, la présence de la douleur existentielle devient souvent porteuse d'une information propice à l'intervention.

*La page que l'on aime ne se lit pas deux fois.*

Tableau 1.4

## L'EXPÉRIENCE AFFECTIVE DE LA DOULEUR

Notes de cours, Dancause, J.

| Les principes généraux dans l'approche thérapeutique | Le rôle de l'intervenant est de laisser vivre la peine |
|---|---|
| *Une douleur existe si la personne dit qu'elle souffre*<br><br>Bien qu'il soit impossible de savoir exactement ce que la personne ressent, l'intervenant doit :<br>– Écouter<br>– Essayer de comprendre et d'accepter l'autre tel qu'il est<br>– Éviter les jugements de valeur<br>– Prendre conscience de ses attitudes et de ses préjugés<br>– Être attentif à ses comportements verbaux et non verbaux | Quelques moyens pour l'aider<br>– Favoriser la verbalisation (découvrir avec la personne endeuillée ses ressources intérieures et extérieures)<br>– Laisser la personne réfléchir<br>– Se souvenir que chacun souffre à sa manière<br>– Rester simple : d'égal à égal (une personne s'entretient avec une autre, rien de plus) |

L'expérience du deuil dévoile la nature de toute vie. Mais la vie est là ! Le cœur pleure ses « petites morts ». Oser intervenir, c'est aider l'autre à solidifier ses racines, ses expériences, afin qu'il puisse vivre pleinement.

Individuellement et collectivement, l'idée que nous nous faisons de l'intervention d'accueil peut être largement influencée par l'ajout des connaissances reliées au cycle des réactions de deuil. Il devient alors plus facile d'être présent à la souffrance psychique de la personne endeuillée.

Intervenir auprès d'un endeuillé exige, de la part de l'intervenant, la capacité de saisir la source des difficultés soulevées par les résistances de celui-ci à reconnaître les changements qu'il vit et à exploiter les ressources intérieures et extérieures propres à chaque personne.

L'intervention d'accueil commence le jour « 1 » de la rencontre avec la personne endeuillée, ou au moment de son placement en milieu institutionnel, et s'intensifie jusqu'au moment de la mort.

Quoique certaines personnes semblent développer la capacité de parvenir sereinement au bout de leur vie, il demeure que ces dernières et leurs proches ont à vivre une période d'adaptation. L'adaptation à la perte se vit comme étant une période de transition. Cette période débute par une perte qui modifie négativement un état antérieur, phénomène lié à un instinct de conservation.

Le deuxième thème témoigne des différentes attitudes face au deuil en corroborant le placement d'un parent.

## Le placement d'un parent

Le placement d'un parent est souvent une expérience cruelle pour le parent et pour les proches, malgré l'évidence du diagnostic médical ou d'une évaluation psychosociale indiquant la nécessité d'un placement. Cette expérience est douloureuse pour la personne placée et entraîne une désorganisation du « système famille ». Ses membres vivent alors une période de transition qui implique différentes attitudes de résistance à vivre le changement.

Une telle situation exige un investissement important de la part des intervenants. Cet investissement se fait par la capacité de regarder en soi, d'identifier ses peurs, ses propres émotions et ses propres sentiments. Tout d'abord, laissons les intervenants réfléchir sur leurs propres réactions émotives dans une pareille situation.

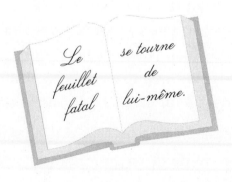

Le feuillet fatal se tourne de lui-même.

# REPRÉSENTATIONS VÉCUES PAR LES INTERVENANTS

(Activité expérimentale)

Certains intervenants projettent leurs propres inhibitions en tant que membre d'une famille confrontée au placement d'un des leurs. Leur état de résistance s'exprime ainsi :

| Je ressens | Je me dis que | Je réagis en |
|---|---|---|
| – De la détresse à devoir rompre avec le quotidien de mon parent<br>– De l'inaptitude à vivre sans un soutien physique et moral ce moment de ma vie<br>– De la culpabilité à la pensée de placer mon parent | – Mon parent doit quitter son mode de vie habituel<br>– Le milieu d'hébergement est aussi un milieu pour vivre au maximum les dernières années de sa vie<br>– Le placement d'un parent entraîne différentes attitudes chez les membres de ma famille | – M'informant des moyens dont dispose la famille pour faire face aux expériences douloureuses reliées au placement de son parent<br>– Réalisant que mon rôle est de favoriser le cheminement du parent, de la famille et des amis<br>– Cherchant des moyens d'impliquer la famille |

La remise en question imaginative des intervenants révèle que la pensée du placement d'un parent dérange, inquiète et culpabilise. De plus, ces derniers entrevoient la possibilité d'une détresse psychologique constituée d'impuissance et de peurs.

En outre, le placement d'un parent est généralement vécu comme dernier recours et, bien souvent, comme la dernière étape de vie. Est-il possible d'apporter du soutien à la famille dans une situation qui s'accompagne d'émotions pénibles telles que le sentiment de culpabilité ? Comment préparer la famille à la mort éventuelle d'un parent ?

Les résistances à vivre le changement dévoilent : *les différents climats familiaux lors du placement d'un parent ; les constantes relatives aux comportements des familles ; les liens à l'intérieur de la famille ; les liens entre les membres de la famille.*

L'approche familiale ne s'arrête pas à la cause du placement mais cherche à comprendre les interactions dans le contexte familial.

### Les différents climats familiaux lors du placement d'un parent

La famille cède à l'institution la responsabilité de son parent. La perte de la responsabilité d'un parent fait partie du processus de deuil des familles endeuillées et la période de transition est influencée par les valeurs propres à chacune d'elles et par les capacités de chaque parent. Discrètement, les intervenants évaluent les résistances du parent et de la famille (les proches) à vivre les changements.

La famille est considérée comme un système. Le « système famille » peut se dire ouvert ou fermé. Le système ouvert est perméable aux informations extérieures et vise l'adaptation à un environnement changeant. Le système fermé évolue dans le temps en fonction de l'adaptabilité des familles et vise à la maintenir telle quelle. Ces deux fonctions maintiennent le « système famille » dans un équilibre toujours provisoire qui permet l'évolution indispensable à la vie de leurs membres.

Notre approche privilégie le « système famille » dit ouvert tout en faisant place à chaque membre. Afin de faciliter la compréhension des résistances à vivre les changements, la priorité des intervenants passe par la présentation des familles qu'ils côtoient en milieu institutionnel.

Il ne faut pas perdre de vue qu'il y a plusieurs groupes de familles. Par exemple : il y a la famille nucléaire (conjugale), monoparentale, reconstituée et autres. Cela peut influencer la façon dont le placement sera vécu. Il arrive qu'au niveau des divers statuts familiaux, certains membres viennent prêter *mains fortes*.

Un système familial en soi n'est ni bon ni mauvais. Cela justifie la nécessité de s'intéresser davantage aux états d'âme qu'aux comportements.

Tableau 1.5

# LA FAMILLE – L'INSTITUTION – LES INTERVENANTS

Dancause, J. (1997)

| Les familles comme unités diversifiées<br><br>Quatre groupes | En interaction avec les systèmes extérieurs | Le rôle de l'intervenant est de<br><br>Resserrer les liens par : |
|---|---|---|
| 1. *Les familles* qui perçoivent les intervenants comme personnes significatives pour le parent et pour elles | → *Ces familles* se donnent une deuxième cellule familiale (l'institution) | → L'écoute empathique (devenir le témoin de ce que vit et fait le parent) |
| 2. *Les familles* qui sont aux prises avec la culpabilité face au placement | → *Ces familles* tentent de se convaincre qu'elles ont pris la *bonne décision* | → L'écoute efficace (replacer les valeurs) |
| 3. *Les familles* qui délaissent et s'éloignent graduellement du mourant | → *Ces familles* sont incapables de prendre leur place à l'intérieur du centre | → L'écoute partage (permettre aux résistances de se dénouer) |
| 4. *Les familles* qui ne font pas confiance aux intervenants | → *Ces familles* vivent des difficultés dans leur relation avec les intervenants | → L'écoute compréhensive (laisser aux familles le temps d'évoluer) |

L'adaptation des familles se fait graduellement, naturellement, et permet de prendre conscience qu'un placement n'est pas nécessairement négatif. Les comportements des familles nous amènent à donner de l'importance à certains comportements des familles plutôt qu'à rejeter la faute sur ses membres.

Pour l'intervenant, l'écoute active et l'habileté à utiliser le contenu émotif de leurs propos sont deux moyens de mobiliser les familles.

### Les constances relatives aux comportements des familles

Les constances, entre les familles, sont aussi importantes que le sens du placement. Leurs interrogations et leurs hésitations constituent une voie possible pour rejoindre les besoins de ces dernières et les manières d'intervenir.

Les émotions se traduisent souvent par des réactions psychologiques, sociales, autant pour le parent que pour la famille. Le tableau qui suit met en lumière les différents modèles de vie de deuil.

## Tableau 1.6

### LES DIFFÉRENTS MODÈLES DE VIE DE DEUIL

Inspiré de la cassette de Jean Monbourquette, *Deuil et rupture* (1985). Des corrections mineures ont été apportées afin d'intégrer le texte dans le cadre de l'étude.

| Le deuil évolue selon différents modèles | Le rôle de l'intervenant est de focaliser sur l'évolution dans le temps |
|---|---|
| Quatre modèles<br>Il y a la personne ou la famille qui | À titre d'exemples |
| 1. *Demeure prise dans sa peine*<br>(refuse d'accepter le placement du parent) | → *Faire porter l'attention sur l'événement qui a* provoqué le placement |
| 2. *Dépasse sa peine*<br>(conserve ses relations avec son parent) | → *Partager leurs préoccupations* sans en exagérer ni en diminuer l'importance |
| 3. *S'éloigne de son parent*<br>(est incapable de vivre le présent) | → *Justifier le comportement* nécessaire à ce moment précis de la vie |
| 4. *Va d'une partie d'un modèle à une autre* | → *Regarder les difficultés et trouver un rôle à chaque membre de la famille* |

L'équilibre à l'intérieur de la famille, au niveau de la communication par l'expression des sentiments, se fait progressivement dans la réalité à vivre le deuil du placement du parent. Cet équilibre évolue de manière différente pour chaque membre de la famille.

Le placement d'un parent est une occasion d'échanges émotifs entre les membres de la famille. L'intervenant doit être conscient de son rôle d'intervention et ne pas prétendre qu'il peut remplacer les liens affectifs familiaux auprès du parent placé.

### Les liens à l'intérieur de la famille

Après le placement de leurs parents, plusieurs familles se heurtent à des incertitudes au niveau de la communication à l'occasion des visites. Le tableau suivant projette l'expression des sentiments.

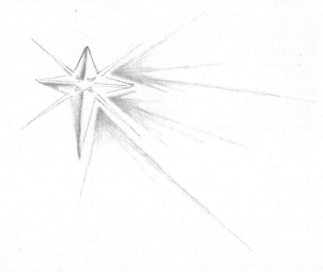

Tableau 1.7

## LE MODE DE COMMUNICATION SE MODIFIE

Dancause, J. (1997)

| | |
|---|---|
| Les difficultés d'expression de la famille se modifient pendant un temps indéterminé | Le rôle de l'intervenant est d'aider la famille à vivre le présent |
| Trois niveaux | Cela devient possible par |
| 1. L'affectivité<br><br>La famille se demande ce qu'elle peut dire<br><br>La famille appréhende ce que le parent veut lui dire | → L'observation de l'intensité affective manifestée entre le parent, la famille ou les proches |
| 2. L'émotivité<br><br>La famille ressent un détachement graduel de la part de son parent | → La sélection des principaux thèmes issus des conversations |
| 3. Le quotidien<br><br>La famille voit des changements. Il y a diminution ou augmentation :<br><br>Des pertes physiques, psychologiques, sociales | → L'union à la famille, c'est-à-dire<br>Être avec la famille là où elle est rendue dans son ajustement à la perte de la responsabilité de son parent |

L'intervention prend place dans un intérêt réel porté au bénéficiaire, à la famille, et c'est un processus en développement constant. L'intervenant est appelé à faciliter la découverte des forces de chacun, parfois insoupçonnées jusque-là !

Inévitablement, la pensée de la mort éventuelle de son parent en institution questionne la famille. Cela oblige parfois les membres à planifier entre eux le mieux-être du parent pour le temps qu'il lui reste à vivre. D'une part, la famille souhaite régler les problèmes entre ses membres. L'intervenant doit être sensible au fait qu'il ne fait pas partie du cercle des proches. D'autre part, pour certaines personnes institutionnalisées, l'intervenant devient une famille de substitution.

### Les liens entre les membres de la famille

Les difficultés d'interprétation des sentiments sont parfois issues de la culpabilité. Elles peuvent entraîner de la part du conjoint et/ou des enfants des manifestations de surprotection et accroître la dépendance chez le parent placé.

Le prochain tableau propose un système d'interdépendance qui va au-delà des limites personnelles des membres de la famille. Le rôle de l'intervenant est aussi d'être capable de dire : « je ne sais pas » ; de demeurer en contact avec ses limites personnelles ; de faire face à ses propres émotions.

## Tableau 1.8

### LES PROCHES À LA PENSÉE DE LA MORT DE LEUR PARENT

Inspiré de Hétu, J. -L. (1989)

| La capacité d'adaptation de la famille | Le rôle de l'intervenant est d'identifier les capacités des membres de la famille à : |
|---|---|
| Quatre dynamiques | |
| 1. L'implication de chaque membre, tout en respectant ses limites personnelles | → S'acquitter de leurs tâches respectives |
| 2. La conciliation de l'aide au parent placé, du rôle de conjoint, de travailleur, de parent, et autres | → Gérer les conflits susceptibles de surgir entre eux |
| 3. L'équilibre entre profiter du temps qu'il reste à vivre et l'ajout des moments significatifs avec son parent | → Faire face à leurs difficultés en général |
| 4. La capacité de faire ses adieux au parent et d'en garder une image positive | → Reconnaître que la fin est imminente |

Il semble indéniable que des résistances conscientes ou même inconscientes aux changements prédisposent la famille et ses membres à vivre des moments d'épreuves importantes.

À cet égard, le deuil anticipé se manifeste par l'affaiblissement de l'espoir et la pensée d'une mort prochaine. Par ailleurs, le délaissement prématuré peut entraîner des difficultés dans les relations dont le mourant a besoin (Régnier, 1991).

Pour sa part, Pine croit que le deuil avant le décès « peut réduire l'intensité du deuil normal, mais qu'il n'élimine pas ce deuil » (cité dans Hétu, 1989, p. 229).

La capacité de faire une partie du deuil avant le décès d'un parent est liée à la notion du deuil anticipé. Reconnaissons tout d'abord que le deuil, avant le décès, se fait par un ensemble de processus liés à la conscience d'une perte prochaine et permet une relâche à l'attachement émotionnel.

Il est intéressant de noter que la transition de chaque changement nécessite une période d'ajustement qui n'est pas négative. Les capacités d'adaptation et les difficultés des familles se manifestent par des réactions reliées aux résistances à vivre le deuil. Cela provoque une lutte entre l'espoir et le désespoir.

## LES ÉTAPES DES RÉACTIONS PSYCHOLOGIQUES

Un bon nombre d'intervenants reconnaissent qu'ils parlent toujours de soins de confort accordés aux personnes en fin de vie alors qu'en réalité ils donnent aussi des soins de réconfort. Ces derniers m'ont confié leur désarroi au niveau de l'intervention par des homonymes.

« Nous savons soigner les **maux** mais nous nous trouvons parfois fort dépourvus lorsqu'il s'agit d'écouter les **mots**. »

De toute évidence, l'approfondissement de la connaissance des réactions psychologiques permet d'habiliter l'intervenant à saisir les différentes étapes des réactions psychologiques face au deuil et à adopter un comportement favorisant une vie de meilleure qualité, tout en donnant un soutien continu aux personnes endeuillées, aux familles (les proches). Il s'agit maintenant de dégager le point de vue des intervenants.

# L'IMPACT SUR LE VÉCU DES INTERVENANTS
### (Activité expérimentale)

Souvent, des intervenants affirment que ce n'est pas toujours par désintérêt qu'ils n'accompagnent pas une personne en fin de vie, mais plutôt par incertitude, par manque de confiance ou par peur de faire des gaffes. Ils nous confient ainsi leur détresse :

| Je ressens | Je me dis que | Je réagis en |
|---|---|---|
| – Un sentiment d'absurdité à m'avouer vaincu devant les « *mots* »<br><br>– Un sentiment d'incertitude quant aux types de relation et de communication à adopter avec une personne confrontée à une mort prochaine | – La personne arrive au terme de sa vie avec son caractère et son bagage comportemental<br><br>– Ses réactions ne se produisent pas seulement qu'au moment de la mort, mais se vivent aussi dans son quotidien | – Me questionnant sur ma façon d'intervenir<br><br>– Développant des mécanismes me permettant une compréhension des réactions de cette personne |

Ces propos permettent d'illustrer certaines limites et difficultés au niveau de l'intervention. Dans le déroulement des étapes des réactions psychologiques, l'âge de la personne au terme de sa vie peut être un facteur important.

L'adolescent n'a jamais pensé à un diagnostic sévère pour lui. Confronté à un diagnostic sévère, sa période de latence face à ses réactions est assez longue. C'est seulement vers la fin de sa maladie qu'il présente les mêmes réactions que l'adulte.

Le jeune adulte a investi dans la vie et il est en pleine progression. Confronté à un diagnostic sévère, l'horizon se referme devant lui. Il réagit violemment. Tout s'effondre.

Au mitan de la vie, un certain nombre de rôles ont été remplis et les responsabilités familiales sont généralement moins lourdes. Cependant, on mobilise encore des énergies contre le diagnostic sévère pour retrouver sa santé.

Les aînés, selon qu'ils ont eu un certain contentement en ce qui a trait aux années vécues, ont souvent une solidité intérieure qui les aide à traverser des situations de crise. Pour cette raison, les étapes de la négation et de la colère se vivent parfois de façon plus rationnelle.

Il est important de faire une distinction entre les réactions dans les deuils de la vie « petites morts » et les réactions du deuil de sa propre vie, c'est-à-dire le dernier passage avant la mort physique (décrit au volet III).

Les réactions psychologiques du deuil sont présentées selon le modèle des travaux de Kübler-Ross (1969-1977). Dans la continuité de ses travaux, Kübler-Ross retient cinq étapes dans les réactions psychologiques. Ces étapes sont : la négation, la colère, le marchandage, la dépression et l'acceptation.

C'est en 1969 que Kübler-Ross a réhabilité la mort comme phénomène de vie important en Occident. Depuis, cette auteure est devenue une autorité reconnue. En plus de passer des centaines d'heures au chevet de mourants, elle a enseigné dans plusieurs hôpitaux et universités aux États-Unis et elle a systématisé les réactions psychologiques du deuil (Boisvert, 1993).

La réalité multiforme de ces étapes permet de développer successivement : *le champ de lutte des sentiments et des émotions du deuil ; l'adaptabilité à chacune des étapes des réactions ; l'énigme du non-dit ! ; les profondeurs de la conscience et les états d'âme.* Or, en quoi consiste l'intervention lors des différentes étapes des réactions psychologiques ? Qu'est-ce que faire le deuil de sa vie ?

Au point de départ, les notions théoriques des réactions psychologiques du deuil, applicables à toutes les situations de pertes importantes, sont ici développées comme étant celles du deuil de sa vie. Ces réactions ont des conséquences importantes et sont perçues de façons différentes selon la nature combative ou dépressive des individus et selon leurs capacités à vivre ces changements.

### Le champ de lutte des sentiments et des émotions du deuil

Les personnes en fin de vie ne passent pas par tous les types de réactions, ne les vivent pas nécessairement dans le même ordre et ne les éprouvent pas avec la même intensité. Ces réactions psychologiques sont temporaires et un retour à une étape précédente est toujours possible, de même qu'une progression plus rapide.

Pour des raisons de clarté, les étapes présentées comme s'il y avait un ordre, une succession logique, feront partie des réactions psychologiques.

Le tableau qui suit présente les attitudes de la personne qui, au terme de la vie, modifie sa structure de pensée afin de trouver son équilibre dans le processus de sa mort.

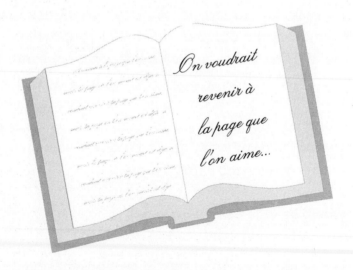

*On voudrait revenir à la page que l'on aime...*

## Tableau 1.9

## LES ÉTAPES DES RÉACTIONS PSYCHOLOGIQUES

Schéma des réactions telles que vues par Kübler-Ross (1977a)

| Les comportements en réponse à un diagnostic sévère | Le champ de lutte ou les résistances à vivre le changement | Le rôle de l'intervenant est « d'être là et avec l'autre » lorsque |
|---|---|---|
| Cinq étapes | | |
| 1. *La négation* Refus plus ou moins grand de la réalité | → Habituellement au début du processus des réactions | → La personne décide d'accepter ou de refuser la réalité |
| 2. *La colère/révolte* Sentiment de détresse | → Face à l'injustice de la vie | → La personne cesse de nier et accepte la réalité |
| 3. *Le marchandage* Stade intermédiaire en vue d'une entente | → Sentiments de panique | → La personne trafique des promesses |
| 4. *La dépression* Face à la réalité imminente de sa mort | → Incapacité de combattre | → La personne fait place à la réalité |
| 5. *L'acceptation ou la résignation* Lâcher prise | → Équilibre émotif graduel (prend place) | → La personne entre dans le processus de son mourir |

Dans des moments d'épreuves importantes, une force agit et produit différentes réactions psychologiques chez la personne en situation de diagnostic sévère. Cette force est aussi appelée « mécanisme d'adaptabilité » parce qu'elle permet d'éloigner, pour un certain temps du moins, la conscience de la réalité.

### L'adaptabilité à chacune des étapes des réactions

Le terme d'adaptabilité est employé parce que la personne s'oppose et lutte face aux événements. Le prochain tableau reprend les étapes des réactions psychologiques en réponse à un diagnostic sévère et prend en compte les dispositifs d'adaptabilité au deuil de sa vie.

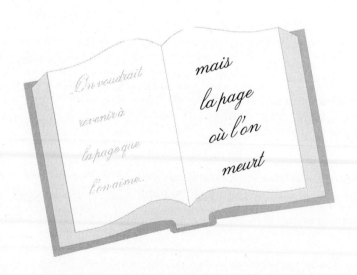

Tableau 1.10

## LA COMPRÉHENSION DES RÉACTIONS

Schéma des réactions telles que vues par Kübler-Ross (1977a)
et Pretty, cité dans Dancause, J. (1997)

| Les dispositifs facilitant une adaptation | Le rôle de l'intervenant est de reconnaître les dispositifs d'adaptabilité |
|---|---|
| Cinq étapes | |
| 1. *La négation*<br>Est cognitive | → Période où les énergies de la personne sont utilisées à chercher des moyens pour se guérir |
| 2. *La colère/révolte*<br>Recherche d'un responsable ou d'un coupable | → *Trois cibles* possibles<br>1. L'Être suprême<br>2. Une personne de l'entourage (apporte un soulagement au malade)<br>3. La personne elle-même (plus destructrice pour le malade) |
| 3. *Le marchandage*<br>Désir de gagner du temps | → *Deux types de comportements*<br>1. Marchandage ouvert<br>  – Pour se réconcilier ; pour réaliser un rêve<br>  – Pour voir un événement quelconque<br>2. Marchandage silencieux<br>  – En général religieux et avec promesses |
| 4. *La dépression*<br>Est reliée aux craintes telles :<br>la peur de souffrir, de mourir seule, etc. | → *Trois types de comportements*<br>1. Au niveau physique<br>  – Exprime le besoin de faire des choses<br>2. Au niveau psychologique<br>  – Exprime la difficulté de contact avec autrui<br>3. Au niveau social<br>  – Exprime le besoin de se réfugier en elle-même |
| 5. *L'acceptation*<br>ou *la résignation*<br>Face à sa réalité | → *Deux comportements possibles*<br>1. Soumission au contexte actuel<br>2. Consentement formel |

Il est intéressant de noter que des dispositifs d'adaptabilité orientent les émotions et les sentiments et permettent des échappatoires au mourant.

La description des comportements extérieurs du tableau précédent ne présente qu'une infime partie des travaux de Kübler-Ross (1969-1977) ; l'auteure s'est aussi intéressée à exploiter le vocabulaire énigmatique.

### L'énigme du non-dit !

Concrètement, selon les étapes des réactions psychologiques, le vocabulaire du mourant masque parfois plus ou moins sa réalité. La diversité du vocabulaire tient de l'énigme par son caractère mystérieux et plutôt difficile à interpréter.

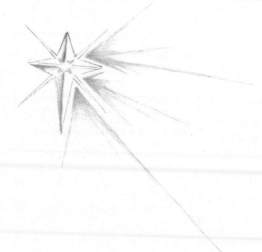

Tableau 1.11

## LA DIVERSITÉ DU VOCABULAIRE

Schéma des réactions telles que vues par Kübler-Ross (1977a)

| Les expressions servant de guide à l'énigme | Le rôle de l'intervenant est de découvrir les éléments positifs de chaque étape |
|---|---|
| **Cinq étapes** | |
| 1. *La négation* <br> « Ce n'est pas possible » | → Un moment de répit avant la prise de conscience <br> – Aide à amortir le choc |
| 2. *La colère/révolte* <br> La série des « POURQUOI » | → Une progression de la prise de conscience <br> – La personne vit du ressentiment |
| 3. *Le marchandage* <br> « Oui mais / j'aimerais... » <br> L'échec du marchandage est préparatoire à la dépression | → Un début de verbalisation <br> – La personne change ou retarde l'échéance finale |
| 4. *La dépression* <br> « J'aurais dû... » | → Un moment où la personne pleure le passé <br> – Les choses non accomplies, les fautes commises |
| 5. *L'acceptation ou la résignation* <br> « Mon heure est arrivée/je suis prête » ou « j'anticipe une vie meilleure après ma mort » | → Un moment de transformation de l'espoir lorsque les détours sont épuisés <br> – La personne n'est ni heureuse ni malheureuse ; elle se prépare à mourir |

L'énigme du vocabulaire intérieur de la personne mourante dévoile à l'intervenant ses états d'âme les plus profonds. Ou plutôt, l'énigme nous dit où survivent les espoirs du mourant.

L'interaction entre le caractère psychique et l'expérience consciente est un outil complémentaire pour l'intervenant. S'inspirant de Freud, Kübler-Ross (1977a) dirige notre attention sur les dimensions biologiques de la vie et sur des systèmes de représentations qui habitent tout être humain (Herfray, 1988).

### Les profondeurs de la conscience et les états d'âme

L'investigation psychique reliée aux états de conscience rejoint la personne mourante dans les profondeurs de son être vrai, en explorant avec le mourant et sa famille leurs croyances face à la maladie et à la mort. Si la mort est perçue comme une occasion de croissance ou comme un châtiment, la perception de la fin de vie est vécue de manière bien différente.

Tableau 1.12

# LA PERCEPTION DE LA MORT DEVANT LA FIN DE VIE

Selon Kübler-Ross cité dans Herfray (1988)

| La prise de conscience | Le rôle de l'intervenant est d'aider le mourant à |
|---|---|
| Cinq étapes | Accéder à un état de paix |
| 1. *La négation*<br>Le refoulement de la mort omniprésente | → Être présent, disponible et s'intéresser à la vie antérieure du grand malade |
| 2. *La colère/négation*<br>Le réveil d'une culpabilité inconsciente | → L'aider à s'exprimer<br>– Ex. : Selon vous, Dieu peut-il ? |
| 3. *Le marchandage*<br>La punition en regard des péchés | → Proposer la rencontre d'un spécialiste |
| 4. *La dépression*<br>Le deuil de l'illusion d'immortalité | → Reconnaître que la personne vit des craintes |
| 5. *L'acceptation/la résignation*<br>La préparation à l'entrée du trépas (voir : volet III, tableau 3.1, p. 126.) | → Se laisser apprivoiser par la réaction de l'autre et l'accompagner |

Souvent, la perception de la mort, en fin de vie, n'est pas observable. Cette perception repose sur la subjectivité de la personne mourante, isolée à l'intérieur d'elle-même.

Oser intervenir au niveau des perceptions du mourant, c'est tenir compte des profondeurs de la conscience et des états d'âme de cette personne dont l'avenir s'oriente vers son devenir.

Tracer le profil de la personne qui vit des pertes et des deuils ou de multiples « *petites morts* » peut paraître sombre pour certains d'entre nous ; je dirais qu'il s'agit plutôt de tracer le réel. Ce profil permet de comprendre qu'un endeuillé va vers une nouvelle période de vie non encore définie. À l'ombre de son passé il cherche son chemin.

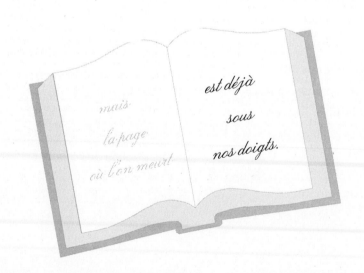

mais
la page
où l'on meurt
est déjà
sous
nos doigts.

# Conclusion Volet I

Dans ce premier volet, les balises de l'intervention érigent des modalités d'accès aux profondeurs de la conscience de la personne face aux expériences douloureuses reliées à une période de transition. Certes, les « petites morts » ou les pertes quotidiennes, dont les morts sociales et psychologiques, passent souvent inaperçues, mais elles n'en sont pas moins traumatisantes pour les personnes qui les subissent et pour les accompagnateurs.

L'intervention d'accueil exige de la part d'un intervenant la capacité de saisir la source des difficultés soulevées par les résistances à reconnaître les changements à vivre.

De toute évidence, le deuil n'est pas passif. Au contraire, il est très actif. Il a une dynamique à travers les étapes de la protestation, du désespoir et du détachement. Il vise l'acceptation de la réalité, la compréhension de la désorganisation et l'exploitation des ressources de la personne endeuillée.

Pour bien comprendre les notions théoriques reliées au processus de deuil, elles doivent être nommées et partagées entre la personne endeuillée, la famille et l'intervenant. Il devient alors plus facile d'être présent à la souffrance psychique de la personne endeuillée.

Individuellement et collectivement, l'idée que nous nous faisons de l'intervention d'accueil peut être largement influencée par le processus de deuil. Certains semblent développer la capacité de parvenir sereinement au bout de leur vie, il demeure que ces personnes et leurs proches ont à vivre une période d'adaptation.

L'adaptation à la perte se vit comme période de passage. Cette période débute par une perte qui modifie négativement un état antérieur, phénomène lié à un instinct de conservation. « Tout est une question d'amour ! » (Herfray, 1988)

Accueillir la personne endeuillée sans jugement l'oblige à se faire confiance et lui permet de réaliser que la fin d'une vie devient souvent propice à l'émergence d'une vie de qualité même avec les souffrances.

Accompagner des malades dans le dernier parcours de la vie c'est vivre avec des personnes qui s'interrogent, qui souffrent et qui parfois se sentent dépassées ; c'est parcourir un chemin long et difficile avec des êtres qui ont besoin de compassion.

# Volet II

## Enrichir sa vie
## à la conscience de sa mort

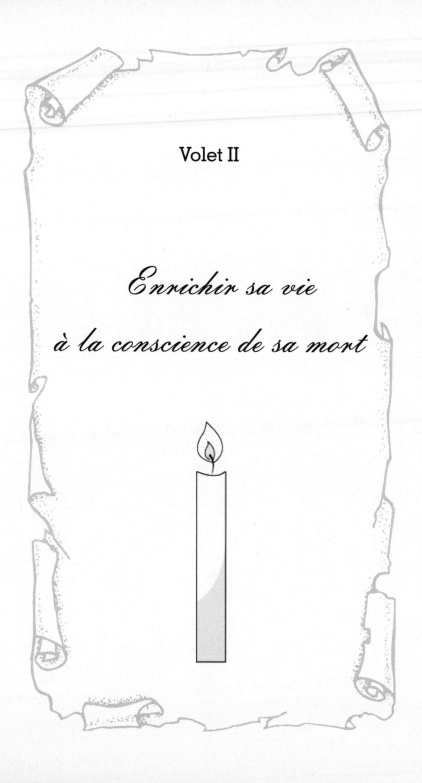

# L'intervention de cheminement : les besoins et les valeurs

Nous transportons, tout au long de notre vie, un ensemble d'expériences et de pratiques aptes à satisfaire au quotidien nos besoins et nos valeurs. L'automatisme acquis s'est inscrit dans notre mémoire depuis notre enfance au contact de la famille, de l'école, de la société, de l'Église, etc.

Du point de vue de Carter, G. (1960), le propre du besoin est une exigence de notre culture. Cette exigence appelle à la satisfaction. « La non-satisfaction créant au moins de l'angoisse, nous ne pouvons échapper à sa nécessité. » (cité dans Mayer, R. et Ouellet, F., 1991, p. 67)

Or, les expériences qui entourent l'horizon de la mort sont souvent des occasions de souffrance provoquées par les moments où la personne se confronte à son passé et se situe face à son présent.

La complexité de l'intervention n'est pas seulement dans la capacité d'écoute mais dans la capacité de tout écouter tant que tout n'a pas été dit. Quelles attitudes et quels comportements doivent adopter les intervenants lorsqu'ils sont auprès d'une personne tourmentée par son passé ? Quelles habiletés relationnelles laisse au mourant la possibilité d'exploiter ses propres ressources ?

Le deuxième volet accorde de l'importance au « Savoir Être » auprès des personnes dont la mort est omniprésente. Les soins de réconfort favorisent le respect, la transparence, l'écoute active et l'empathie.

Les soins de réconfort supposent qu'à la capacité de répondre aux besoins essentiels (pyramide de A. Maslow, 1954) se greffent les attentes, les besoins du mourant et les moyens par lesquels il peut les faire connaître et les exprimer.

Trois thèmes révélateurs de plusieurs difficultés, au plan concret, n'apportent pas de solutions mais alimentent l'action. Le premier thème situe la cohérence des vérités (la classification des besoins). Le deuxième thème scrute les souvenirs passés (l'évaluation des besoins). Le troisième thème explore la spiritualité (l'évolution des valeurs).

Confier à chaque mourant la responsabilité d'aller vers sa vérité devient la préoccupation majeure des intervenants. Ce thème fait référence à quatre ensembles de connaissances : *les éléments de la vérité ontologique ; l'éthique professionnelle des intervenants ; au-delà des mots : le langage métaphorique ; le droit à l'ignorance.*

Alors, quelles attitudes et quels comportements doivent privilégier les intervenants pour rendre possible un cheminement vers la vérité chez la personne confrontée à une mort imminente ?

# LA COHÉRENCE DES VÉRITÉS

(la classification des besoins)

La cohérence des vérités est l'expression des sentiments, l'appréhension ou l'espoir en ce qui a trait au temps qu'il reste à vivre. Certes, l'aspiration à la vérité est un désir louable, mais cette vérité doit s'inscrire dans un cheminement avec la personne pour qui la mort est omniprésente.

## LES PRÉOCCUPATIONS DES INTERVENANTS
### (Activité expérimentale)

Les propos des intervenants font s'entrecroiser de nombreux chemins sur la question de la vérité et regroupent des échanges relationnels. Ces derniers nous confient :

| Je ressens | Je me dis que | Je réagis en |
|---|---|---|
| – De la vulnérabilité devant la mort<br><br>– De l'amertume à la pensée que les jours du mourant sont comptés<br><br>– De la difficulté à parler de la mort avec la personne qui s'en approche | – La nécessité de parler de la mort constitue un devoir qui m'incombe<br><br>– Le refus de parler de la mort, soi-disant pour protéger la personne, me sert de mécanisme de protection<br><br>– L'éthique professionnelle doit aller de pair avec la pertinence de l'intervention | – M'interrogeant sur le moment opportun de parler de la mort avec la personne qui s'en approche<br><br>– Me référant au mode de communication du mourant<br><br>– Développant des moyens d'aider la personne dans son cheminement vers sa mort |

Les préoccupations des intervenants renvoient à la nécessité de parler de la mort avec la personne qui le désire et mettent en lumière la nécessité d'adapter elle-même les modes de communication. Leur plus grand désir est de permettre au mourant d'être une personne qui vit en totalité et en vérité, face à sa vie.

Aux décisions des intervenants de dire ou de ne pas dire, et à la difficulté de choisir les bons mots s'ajoute la position des familles au sujet de la vérité. Certaines familles demandent aux soignants de parler de la mort à leur parent, alors que d'autres familles exigent le contraire. Les raisons évoquées par les deux groupes de familles sont sensiblement les mêmes que celles des intervenants. À cela s'ajoute le besoin du mourant de connaître sa vérité.

### Les éléments de la vérité ontologique

La vérité ontologique est celle de l'être en conformité avec l'idée qu'elle se fait de sa vérité (*Le Petit Robert*, 1996, p. 2374). Tout d'abord, précisons que dire la vérité à la personne proche de la mort ne signifie pas lui dire qu'elle va mourir.

## Tableau 2.1

## LE DILEMME DE LA VÉRITÉ ONTOLOGIQUE
## DES PERSONNES MOURANTES

Selon Draget, J.M. (1977). Cité dans *L'espoir c'est la vie* (1982)
et tiré des conférences de : VIE NOUVELLE (1990@1992)

| La classification des besoins des personnes mourantes | Le comportement à privilégier comme intervenant | Le rôle de l'intervenant passe par la qualité des |
|---|---|---|
| Quatre groupes | Modalités d'action | Attitudes et des relations |
| 1. Celles qui *éprouvent le besoin* de connaître la vérité | → Le souci de se mettre à la place de l'autre | → *Attitude empathique* <br> – Voir et ressentir le monde comme l'autre le voit |
| 2. Celles *dont on ignore* si elles veulent connaître la vérité | → L'approfondissement d'une discussion antérieure | → *Attitude exploratoire* <br> – Examiner de plus près l'un ou l'autre des aspects des difficultés du mourant |
| 3. Celles qui *ne veulent pas connaître* la vérité | → Le souci d'être attentif à tout ce que l'autre exprime | → *Attitude d'écoute active* <br> – Reformuler le message communiqué |
| 4. Celles qui *tantôt veulent et tantôt ne veulent pas* connaître toute la vérité | → Le respect du rythme du mourant | → *Attitude interprétative* <br> – Parler avec le mourant de l'évolution de son état physique |

Dans la mesure où la personne exprime le désir de connaître la vérité, il n'y a pas de raison de trahir cette attente. Il devient important de créer un climat de confiance qui permet à la personne, dont la mort est omniprésente, de poser toutes les questions qu'elle souhaite. Au-delà des attitudes, ce sont les modes de communication qui jouent un rôle important.

Le problème n'est pas seulement de savoir s'il faut dire ou non la vérité, mais de reconnaître le processus par lequel les personnes abordent leur situation sous l'influence de la mort omniprésente.

### L'éthique professionnelle des intervenants

Lorsqu'on se met à parler de la mort, on ne peut se contenter d'en rester au niveau théorique, car on risque alors de tourner en rond, ou encore de masquer la mort par les mots. [...] [Il vaut] mieux commencer par poser des questions.

Des Aulniers, 1982, p. 23

Le prochain tableau illustre les voies prépondérantes des droits à la vérité.

## TABLEAU 2.2

## LE DROIT À LA VÉRITÉ

La partie de gauche : selon Heije, F. (1971)
Cité dans *L'espoir c'est la vie* (1982, p. 348)
La partie de droite : selon Des Aulniers (*Idem* p. 22)

| | |
|---|---|
| La personne entre dans sa vérité par personne interposée | Le rôle de l'intervenant est de donner à la personne la chance de se retrouver |
| Trois prépondérances | Ne jamais répondre par un « oui » ou par un « non » |
| 1. *Le devoir d'informer* <br> Une responsabilité qui incombe au médecin | Les questions proposées afin d'aider la personne <br> – Comment se sent-elle ? <br> – Comment entrevoit-elle son avenir ? |
| 2. *Le droit à l'ignorance* <br> « À chacun sa vérité, dans la mort comme dans la vie » | Ou encore : |
| 3. *Les inégalités des besoins de vérité* <br> « Une vérité qui ne soit pas d'abord celle de la science » | – S'informer de son état de santé actuel par rapport au passé <br> – Lui dire : « Votre état de santé me semble très grave... » |

Selon Des Aulniers, la personne mourante, référée à son vécu, finit par demander à l'intervenant : « Croyez-vous que je vais mourir ? » D'autre part, parler de la vie avec la personne en fin de vie conduit souvent à parler de la mort. Cette démarche faite en toute simplicité permet de laisser s'exprimer des émotions dans toute leur intensité et de trouver ses propres réponses.

Ainsi, la personne mourante qui n'aura pas encore abordé la question de la mort finira peut-être par l'aborder et la réponse viendra d'elle-même. L'intervenant ne doit pas précipiter l'éclosion du désir de la personne accompagnée. Parler de la vie avec le mourant le conduit souvent à nous parler de la mort.

### Au-delà des mots : le langage métaphorique

Le tête-à-tête avec la personne en fin de vie semble parfois très difficile, et plus l'échéance de la mort approche, plus la communication passe par le non-verbal et le silence. Pour que la personne mourante se sente effectivement soutenue et stimulée dans son cheminement, il faut que l'intervenant comprenne et sache parler le même langage qu'elle.

## Tableau 2.3

## LES DISCOURS SUR LA MORT

Selon Sébag-Lanoé, cité dans Fagherrazzi-Pagel (1993)

| | |
|---|---|
| La personne mourante prend des détours pour parler de sa mort | Le rôle de l'intervenant est de percevoir l'ouverture de l'autre à envisager la mort |
| Trois modes de communication | Les métaphores regroupent |
| 1. *Le discours constat* « Dieu m'a oublié » | → *Le langage symbolique* <br> – Exprime que le temps est venu de mourir |
| 2. *Le discours de signalisation* « Bientôt je serai avec Dieu » | → *Le langage imagé* <br> – Suppose l'attente de la mort |
| 3. *Le discours dépressif* Morosité dans le regard ou le silence (communication non verbale) | → *Le langage silencieux* <br> – Évite volontairement de parler en vue d'étouffer, pour lui et/ou pour les autres, le choc qui risque d'émouvoir profondément |

Des mécanismes de communication reliés au langage du mourant coexistent donc. C'est le moment présent qui dicte ce qu'il faut dire. Selon certains intervenants, tout dépend de « la chimie » du présent. Au moment d'intervenir, ces derniers reconnaissent que les mots surgissent comme par magie.

En effet, il est difficile de parler de la mort et cela est beaucoup plus difficile encore si l'on évoque l'approche de la mort. Cependant, il faut respecter la volonté du mourant d'être ou de ne pas être informé.

### Le droit à l'ignorance

L'équipe aidante ne doit pas perdre de vue que chaque intervenant doit avoir une relation de qualité avec la personne qui s'approche de la mort et, éventuellement, avec la famille.

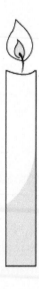

Tableau 2.4

## LE DROIT À L'IGNORANCE

Selon Heije, F. et Baltzell, W. H., (1971)
Cité dans *L'espoir c'est la vie* (1982, p. 346-348)

---

La famille est souvent plus résistante à assumer la vérité

Trois éléments

1. *L'inquiétude de la personne en fin de vie*

   La personne en fin de vie craint souvent que la famille ne puisse accepter la vérité

2. *Le cheminement de la famille*

   La vérité doit aller de pair avec celle du mourant

3. *Les conséquences du mensonge*

   « L'intégrité de la structure familiale en est affaiblie au moment où elle aurait besoin d'être forte. »

   (BALTZELL, W.H., *idem)*

Il n'appartient pas à l'intervenant de passer outre à une volonté clairement exprimée par le mourant

Le rôle du médecin

– Établir des diagnostics et des pronostics valables. À partir de ses observations, il doit :

– Mesurer au jour le jour la réceptivité de la personne

– Doser pour l'autre les craintes et les espoirs

– Ne pas créer de faux espoirs

Le rôle de la pastorale et autres

– Être pour la personne mourante un accompagnateur et une source d'espérance, soucieux des joies et des peines d'ici-bas, de la foi et de l'espérance en l'au-delà, selon les croyances de chacun

Le rôle des autres intervenants

– Aider à découvrir la vérité qui est celle de chaque mourant

---

Dire la vérité demande à l'intervenant d'être vrai dans sa relation avec la personne mourante, que ce soit par des paroles ou par des silences. Ce qui importe davantage, c'est la manière de parler ou encore d'apporter un éclaircissement au questionnement de l'autre. Trop souvent et trop vite, intervenants et proches décident de parler de la mort, non en fonction des besoins du mourant, mais en fonction des résistances de chacun d'entre eux.

Des Aulniers affirme que « les besoins des mourants sont les mêmes que ceux des vivants, puisqu'un mourant c'est un vivant qui se meurt ». Selon l'auteure, les besoins de cette personne deviennent, cependant, plus pressants dans la mesure où elle prend conscience de certains besoins spécifiques (1982, p. 15).

La cohérence des vérités est basée sur le concept des besoins et axée sur les valeurs qui tissent les dimensions humaines de la personne qui s'approche de la mort.

À la lumière de sa vérité, la personne face à l'évidence de sa mort prochaine voit le temps se refermer devant elle. Elle fait un retour sur sa vie comme pour mieux se retrouver avant de continuer son chemin.

# L'EXPLORATION DES SOUVENIRS
(l'évaluation des besoins)

Le retour sur des expériences passées de la personne en fin de vie laisse une place prédominante à certains souvenirs.

> On doit mesurer les besoins en tenant compte des changements sociaux, des mentalités particulières à un moment donné et des circonstances propres à chaque époque.
>
> Mayer, R. et Ouellet, F., 1991, p. 68

Les éléments de base des souvenirs se présentent comme étant une possibilité de conduire la personne mourante à la quiétude intérieure. Il existe diverses manières d'intervenir, car les besoins peuvent être clairs ou plus ou moins confus.

Par ailleurs, les souvenirs de certains mourants peuvent parfois mettre les intervenants en contact avec leur propre réalité. Voilà qui oblige l'intervenant à un agir et à des comportements en faveur d'une connaissance centrée sur la spécificité de l'autre, et non exclusivement sur sa propre expérience, d'où la nécessité, pour ce dernier, d'accepter une certaine forme de *non-savoir*.

Les intervenants sont une fois de plus confrontés à certaines situations sans trouver de solution immédiate. L'activité expérimentale suivante présente quelques sources d'incertitudes.

# LES SOURCES D'INCERTITUDES DES INTERVENANTS
### (Activité expérimentale)

Les expertises, la sensibilité et les habiletés des intervenants dévoilent certaines de leurs inquiétudes :

| Je ressens | Je me dis que | Je réagis en |
|---|---|---|
| – De la perplexité lorsque surgit le message que cachent certains de mes souvenirs<br><br>– Qu'il est de mon devoir moral de ne pas quitter ceux que j'aime sans d'abord avoir assumé mon passé | – La réconciliation avec mon passé m'aide à accepter mes limites<br><br>– La compréhension des événements vécus justifie mon agir<br><br>– La remise en question de mon passé n'est pas toujours facile à exprimer | – Ne cédant pas à la pensée du manque de temps<br><br>– Développant des moyens de faire un pont entre mon passé et mon présent<br><br>– Considérant mes expériences passées comme un élément fondamental de paix avec moi-même |

Le vécu de certains intervenants laisse l'impression que certains souvenirs ressemblent à des tiroirs secrets. Certains sont fermés depuis longtemps et tardent à pouvoir s'ouvrir. Il faut cependant se garder de penser que ce processus mental est relié à la mort comme telle. Il peut s'écouler plusieurs années entre le moment où le besoin de revoir sa vie se fait sentir et le moment de la mort.

En soulignant ces faits, les intervenants se demandent : Quel savoir l'intervenant doit-il posséder afin de mener à bien sa mission ? Quel est le rôle

de l'intervenant dans son approche du mourant ?
Quelles sont les réalités de la personne qui va bientôt mourir ? Quel soutien est-il possible de donner à la famille ?

En effet, quand vient le temps de se préparer à quitter la vie, la pression famille/mourant peut parfois être lourde. Il importe de passer en revue certaines connaissances de base : *les trames de l'intervention dans un bilan de vie ; la séparation de ses biens ; les habiletés prévisibles de succès de l'intervention ; les secrets bien gardés des incidents de parcours.*

Les blocages, c'est-à-dire l'incapacité de parler ou de réagir à la suite d'événements passés, rendent la communication difficile entre le mourant, l'intervenant et certains proches. L'intervention de cheminement propose d'écouter la personne et d'être près d'elle, parce que le sentiment que communique le mourant n'est peut-être pas complet.

### Les trames de l'intervention dans un bilan de vie

Le mouvement de la trame peut venir de très loin en arrière. À l'approche de la mort, un « secret » prend une importance particulière. Un changement dans les comportements ou l'avènement de tout geste ou de paroles qui surprennent l'entourage peuvent dénoter qu'il y a difficultés. Les proches pensent parfois que la personne mourante devient confuse ou qu'elle radote.

Laisser émerger progressivement des segments de bilan de vie devient l'aventure du quotidien. Le rejaillissement des secrets latents suppose pour l'intervenant la capacité d'aider à évoquer des souvenirs passés. Le prochain tableau présente le canevas de l'intervention.

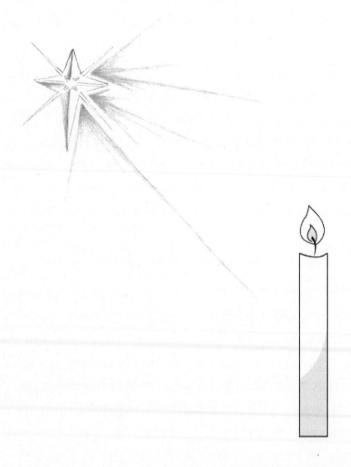

Tableau 2.5

## FAIRE LA PAIX AVEC SOI-MÊME

Selon Hétu, cité dans *Frontières* (1993, p. 52-53)

| L'évolution des besoins selon la personnalité du mourant | L'automatisme de pensée de la personne mourante | Le rôle de l'intervenant est de respecter le mourant |
|---|---|---|
| **Quatre regroupements** | **Le processus mental** | **Les besoins d'aide** |
| 1. Ceux qui n'éprouvent pas le besoin de retourner dans le passé | → L'estime de « soi » est présente | → Il n'y a pas de nécessité d'intervenir |
| 2. Ceux qui ne veulent pas regarder le passé par peur de souffrir | → L'incertitude de vaincre sa souffrance en se souvenant de son passé | → Aider à nommer les sentiments qui ont tissé la vie |
| 3. Ceux qui acceptent de parler du passé mais évitent les moments malheureux/ douloureux | → L'ambivalence à parler rend les incidents de parcours plus ou moins exprimés | → Aider à surmonter les résistances et à trouver les pistes appropriées |
| 4. Ceux qui sont tourmentés par leur passé | → Le pôle du désespoir <br> – L'impression d'avoir raté sa vie et l'impossibilité de la reprendre | → Apaiser par une présence et une écoute respectueuses |

Les besoins sont conditionnés par la personnalité et la motivation de chacun. L'intervention exige donc l'utilisation d'un agir différent puisque les besoins et les priorités ne sont jamais définis au préalable. Ils sont dictés et définis par le mourant.

Parfois, la personne se prépare graduellement à ressaisir sa vie et à gérer sa mort. C'est alors qu'elle se départit de ses biens et qu'elle désire transmettre des souvenirs. Elle écarte ainsi une fin mélancolique parce qu'elle est assurée de laisser ses traces (Hétu, *Idem*). On remarque une attention particulière à choisir à qui elle donne telle ou telle chose.

### La séparation de ses biens

La possibilité d'apprivoiser la mort peut se faire à travers une nouvelle vision de vie qui restaure le passé et situe le présent. Certains mourants aiment revivre ce qu'ils ont aimé vivre, d'autres donnent leurs avoirs les plus chers à un parent, ou à un ami. Le tableau qui suit rappelle l'aspect important des messages que le mourant livre.

Tableau 2.6

## SE PRÉPARER À QUITTER CEUX QUE L'ON AIME

Selon Grand'Maison, J. et S. Lefebvre
dans *La part des aînés* (1994, p. 205)

| | |
|---|---|
| La réconciliation avec soi et avec les personnes aimées | Le rôle de l'intervenant est de sensibiliser la famille à l'importance de combler les désirs du mourant |
| Trois moyens transitionnels | Le processus mental du mourant |
| 1. La personne mourante inaugure avec ses proches des démarches | → Un désir d'offrir ou de demander un pardon |
| 2. La personne mourante offre des objets de valeur sentimentale | → Une manière d'interpréter le besoin que l'on se souvienne de soi |
| 3. La personne mourante désire voir une dernière fois certains membres de sa famille | → Un sentiment d'accomplissement qui procure au mourant la quiétude intérieure |

Le Savoir Être à en tirer est simple. Chaque désir du mourant doit être laissé à la dynamique de celui-ci. C'est à ce prix que ce dernier pourra assumer sa capacité de gérer sa mort.

*Les habiletés prévisibles de succès de l'intervention*

L'intervention peut être faite par un intervenant ou par toute personne sensibilisée à l'écoute active.

> Pour réaliser cet accompagnement, les intervenants ont besoin à la fois de comprendre assez clairement la dynamique [du bilan de vie], d'être familiers avec les habiletés d'écoute active.
>
> Hétu, 1989, p. 113

Suivent quelques exemples de stratégies facilitant le succès de l'intervention.

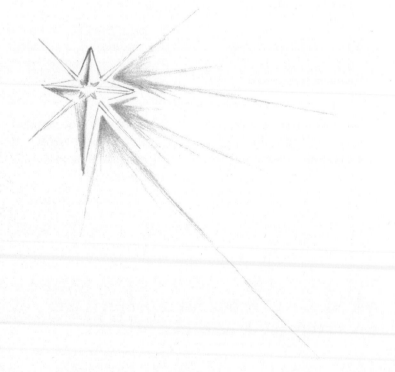

Tableau 2.7

## LES HABILETÉS EN CAUSE

Selon Hétu (*Idem*, p. 113-115)

| Le déroulement de l'intervention | Le rôle de l'intervenant est d'encourager le mourant à parler. |
|---|---|
| Six points majeurs | La démarche est faite selon les besoins du mourant |
| 1. *Décoder les demandes* « Vous savez, je n'ai pas toujours été... » | → Que veut-il me dire ? Cache parfois de la culpabilité qui empêche de cheminer |
| 2. *Refléter et focaliser* Identifier le sentiment vécu Préciser un aspect du vécu actuel ou passé | → « En pensant à votre passé, ça vous rend triste ? » ou → « En regardant votre passé, quels souvenirs retenez-vous ? » |
| 3. *Encourager la verbalisation* Aider à communiquer les messages qu'apportent les souvenirs | → « J'aimerais que vous me racontiez un peu ... » ou encore être tout simplement attentif lorsque la personne se reporte à son passé |
| 4. *Aider à faire face à ses émotions* Manifester de l'empathie | → « Ce n'est pas toujours facile de regarder en arrière ! » |
| 5. *Détecter les difficultés plus profondes* (obsessions) Débloquer l'embâcle | → Il faut songer à demander l'intervention d'une personne expérimentée dans la relation d'aide |
| 6. *Aider les proches à devenir des participants à l'intervention* | → Interagir devant les proches, de manière à servir de modèle à ces derniers |

La systématisation des expériences passées et certains incidents de parcours permettent d'identifier les meilleurs moyens, le bon moment, les bonnes cibles, et de suivre l'évolution pour un ajustement possible aux besoins de chaque mourant.

Subtilement et naturellement, aider à ouvrir les portes infranchissables d'une vie, c'est accéder à la dimension cachée et intime qui dissimule des secrets enfermés dans une réalité profonde et souvent lointaine.

### *Les secrets bien gardés des incidents de parcours*

Les secrets enfermés sont si importants que la personne mourante tente de diverses manières d'en contourner le souvenir. L'intervention est d'autant plus humaine qu'elle considère la personne dans sa globalité : sa personnalité, son époque, son quartier et sa famille. Le prochain tableau fait ressortir les besoins de la personne au moment où elle prend conscience qu'elle s'achemine vers la mort.

Tableau 2.8

## LES BLOCAGES DES ÉNERGIES
## NÉCESSAIRES AU CHEMINEMENT

Dancause, J.

| Les secrets bien gardés | Les difficultés d'ordre culturel |
|---|---|
| Deux niveaux prédominent | – Une orientation sexuelle déviante |
| 1. Certaines personnes peuvent être *mal à l'aise* de *dévoiler leur secret* | – Une agression sexuelle |
| | – Un inceste vécu en bas âge |
| 2. Certaines personnes peuvent *éprouver le besoin de faire une confession* | – Un amour interdit |
| | – Une injustice commise |
| | – Une paternité ou une maternité non désirée |
| | – Un avortement, etc. |

Dans les cas de gêne de parler ou de besoin de confession, l'intervention demeure la même.

L'exploration des souvenirs ouvre toujours un chemin permettant de découvrir les valeurs fondamentales qui agissent en silence et qui ne contrarient pas la personnalité du mourant mais la fortifient.

Le défi de l'intervenant qui accompagne la personne qui souffre et qui lutte est de la faire progresser dans l'analyse de sa réalité et dans l'implantation de sa solution.

C'est parfois toute la vie qui est remise en question. C'est le moment où la personne mourante prend conscience de ce qui restera d'elle après sa mort, de ce qui restera de ses actions, de ce qui restera du souvenir qu'elle laisse à ceux qu'elle a influencés. De là l'importance de la spiritualité.

## La spiritualité
(l'évolution des valeurs)

Toute personne humaine possède dès sa naissance des pulsions de vie et de mort entre lesquelles il existe une tension. Parler de la spiritualité est d'autant plus exigeant que celle-ci touche au sens profond de la vie, qu'elle a plus d'un visage et que ses racines sont au cœur de l'être.

Voici quelques mémorables questions qui se sont profondément inscrites en nous tout au cours de la vie. Ces questions deviennent prépondérantes en fin de vie. Par exemple : La vie a-t-elle un sens ? La souffrance a-t-elle un sens ? Est-ce que Dieu existe vraiment ? Y a-t-il un au-delà à cette vie ?

Le défi des intervenants, au sujet de la spiritualité, est d'aborder ce thème sans imposer au mourant leurs propres croyances.

Agir au niveau de la spiritualité implique que l'on tienne compte de la place que celle-ci occupe dans l'univers des intervenants.

# L'UNIVERS SPIRITUEL DES INTERVENANTS
### (Activité expérimentale)

Quand la mort frappe, la spiritualité s'éveille et les valeurs sont à l'affût. Le passé des intervenants renferme des ébauches secrètes de vie qui interpellent leurs démarches parfois hésitantes. Certains s'expriment ainsi :

| Je ressens | Je me dis que | Je réagis en |
|---|---|---|
| – La possibilité d'approfondir mes valeurs spirituelles | – Ma spiritualité passe par l'écoute de mon intérieur | – Acceptant la position du mourant dans ses interrogations intimes |
| – La difficulté à comprendre la spiritualité de certains mourants | – Ma spiritualité ne vient pas du dehors mais qu'elle se bâtit dans mon intérieur | – Permettant au mourant la continuité dans ses différentes dimensions spirituelles |
| – La méconnaissance d'une spiritualité différente de la mienne | – Ma spiritualité donne un sens à ma vie | – Proposant au mourant une aide plus adaptée selon ses propres croyances |

Ainsi, la spiritualité permet à la personne mourante d'établir une continuité entre les différentes dimensions de la vie et les effets positifs de la reconnaissance de soi. L'essentiel spirituel d'une personne peut être connu à partir des questions sur le sens de la vie et sur le sens de la mort.

Les intervenants se posent cette question : Comment donner accès au mourant à la dimension spirituelle qui lui convient et lui fournir l'opportunité de vivre de façon sereine sa dernière étape de vie ?

La spiritualité des personnes mourantes renvoie à la capacité de donner un sens à la vie qui s'achève. Il peut être utile, comme intervenant, de se familiariser avec : *les différents états d'esprit du mourant ; la pensée spirituelle et la pensée religieuse ; la réponse aux besoins spirituels ; l'accompagnement spirituel.*

La spiritualité est intuitive. Elle se reconnaît à l'état de conscience de l'esprit et de la pensée et lie le psychique au physique.

### Les différents états d'esprit du mourant

Prenant en compte l'organisation de l'esprit, le tableau qui suit présente le sens de la mort, ses effets sur le sens de la vie et la manière de répondre le mieux possible au cheminement des valeurs spirituelles.

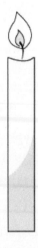

Tableau 2.9

## LES FACES DE LA MORT DANS LE TEMPS PRÉSENT

Inspiré de Savard, D., tiré de la revue *FRONTIÈRES* (1989, p. 12-17). Des adaptations mineures ont été apportées afin de l'intégrer au sujet de l'ouvrage.

| L'évolution des valeurs spirituelles de la personne mourante | La projection de la pensée rationnelle | Le rôle de l'intervenant est d' |
|---|---|---|
| Trois faces du sens de la vie/mort | Niveau de conscience | → Amorcer l'ajustement des valeurs spirituelles |
| 1. *Celles qui voient* la mort comme le contraire de la vie | → La face cruelle<br>– La personne à qui on arrache ce qu'il lui reste de plus cher | → Ne pas nier<br>→ Ne pas banaliser la mort par l'idée qu'elle doit être douce et calme |
| 2. *Celles qui* questionnent le sens de la vie *terrestre* | → La face réaliste<br>– L'idée de la mort est apprivoisée, mais pas la mort en soi | → Aider le mourant à trouver ses propres réponses |
| 3. *Celles qui* découvrent la richesse de la vie terrestre | → La face cachée<br>– La personne mourante laisse à son entourage le message de prendre le temps de vivre les vraies valeurs | → Aider le mourant à regarder sa mort avec l'espoir lié aux croyances de la personne |

La projection de la pensée rationnelle s'associe à la pensée de devoir faire le deuil de sa vie. Il est intéressant de noter que les trois faces du sens de la vie et du sens de la mort rejoignent les trois degrés d'expressions qui caractérisent le cycle des réactions à la perte (deuil). (Voir volet I, tableau 1.2, p. 49)

Offrir un soutien spirituel à un mourant qui est à la recherche du sens de son existence, c'est agir en fonction des croyances de cette personne.

> Parler de la dimension spirituelle de la personne humaine, c'est la considérer à son niveau le plus élevé, c'est-à-dire [...] comme un être doué d'intelligence, de volonté et, par conséquent, libre et autonome.
>
> *Comité de pastorale-humanisation*, 1994, p. 4

### *La pensée religieuse et la pensée spirituelle*

D'une part, la pensée religieuse, chrétienne ou autre, rejoint le divin, le sacré, le spirituel, l'espérance du salut dans une tradition de foi, de dogmes, d'éthique, de rites, de prières. D'autre part, la pensée spirituelle rejoint l'intériorité de la personne à la recherche du bonheur pour soi et pour les autres, par des qualités de l'esprit humain, comme la compassion, l'altruisme, la tolérance, l'amour, la paix, la méditation. La spiritualité peut se vivre avec ou sans référence religieuse, mais la religion ne peut vivre sans spiritualité. (De Fiores, 1983, p. 1061-1077)

Tableau 2.10

## RELIGION ET SPIRITUALITÉ

Dancause, R. ptre
(N'a pas fait l'objet de publication)

| | |
|---|---|
| L'accès à la dimension spirituelle des mourants | Le rôle de l'intervenant est de sauver l'héritage spirituel de la personne mourante |
| Deux niveaux de ressources | – Le respect de sa culture |
| | – Le respect de ses croyances et de ses pratiques |
| 1. La foi religieuse et son ouverture aux mystères | – L'assistance d'un ministre de sa religion, à la demande du mourant ou de sa famille ; les catholiques apprécient le réconfort du pardon, de la communion, de l'onction des malades et de la prière |
| 2. La spiritualité personnelle en lien avec ses propres croyances | – L'appui dans ses efforts de recherche de sens et d'espérance |

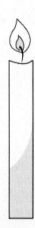

Cheminer avec l'autre à l'horizon de sa mort c'est, de toute évidence, créer un climat d'ouverture, de réceptivité et d'accueil ; c'est provoquer des questions d'éclaircissement et utiliser le passé en fonction des valeurs du présent.

C'est la façon d'« *être* » de l'intervenant auprès de la personne mourante qui laisse à cette dernière le sentiment que l'intervenant prend ou ne prend pas au sérieux ses valeurs.

### *La réponse aux besoins spirituels*

La réponse aux besoins spirituels des mourants regroupe des attitudes qui s'apparentent aux autres besoins fondamentaux. Les intervenants expriment que le facteur temps empêche souvent l'écoute active. Selon le modèle conceptuel suivant, une intervention peut être brève et rapide. Voici quelques principes de comportements de soutien au mourant.

## Tableau 2.11

## UN SOUTIEN À LA QUÊTE DU SPIRITUEL

Tiré de *Comité de pastorale-humanisation* (1994, p. 17-19)

| Les besoins spirituels des mourants<br>Quatre degrés | Le rôle de l'intervenant est de se tourner vers le mourant |
|---|---|
| 1. *Être sécurisé*<br>Prendre au sérieux la réalité des besoins religieux et spirituels de toutes allégeances | → Offrir sa confiance par la discrétion et le discernement |
| 2. *Être aimé*<br>Respecter ses valeurs, son histoire, sa personnalité | → Accueillir non seulement ses pensées, mais ses sentiments (colère, agressivité, calme, etc.) |
| 3. *Se sentir aimé*<br>Lui donner des expressions de tendresse | → Exprimer sa tendresse par des gestes prévenants, des regards attentifs, des sourires |
| 4. *Être valorisé* par la confiance et l'intérêt qu'on lui porte | → Laisser le mourant vivre ses propres valeurs spirituelles et respecter son rythme |

La réponse aux besoins spirituels (valeurs religieuses et spirituelles) aide le mourant à vivre le moment présent et lui permet de donner graduellement un sens à la vie et un sens à la mort omniprésente.

## L'accompagnement spirituel

La réponse aux valeurs spirituelles se dissimule, en partie, à l'intérieur de la personne qui s'interroge, qui a le goût de partager son vécu et qui, parfois, s'engage dans un questionnement auquel elle ne possède pas de réponse. Et qui peut accompagner spirituellement une personne ? C'est « celui ou celle avec qui je me sentirai à l'aise pour parler et pour partager cette dimension de ma personne ». (Rapin, 1989, p. 115)

**TABLEAU 2.12**

**L'ACCOMPAGNEMENT SPIRITUEL DANS LA MORT**

La partie de gauche est tirée de Rapin, C.-H. (1889, *Idem*)
La partie de droite est tirée de Dancause, J.

| La mise en pratique du soutien spirituel | Le rôle de l'intervenant est de laisser le mourant prendre en main ses valeurs spirituelles par |
|---|---|
| **Trois groupes** | – Une ouverture religieuse (nous ne détenons pas toute la vérité) |
| 1. *L'entourage et la famille* pour son caractère de fidélité | – Une ouverture culturelle (les différentes façons de croire) |
| Celui de pouvoir compter, quoi qu'il arrive, sur une relation vraie | – Une ouverture de respect (de toutes les croyances) |
| 2. *Les visiteurs (et les bénévoles)* | La transformation spirituelle passe par : |
| Ceux-ci sont « par leur présence le signe d'une solidarité humaine profonde et gratuite » | – *L'écoute active :* mettre en évidence ses valeurs<br>– *Le reflet :* laisser transparaître les croyances du mourant |
| 3. *Le personnel intervenant* | – *Le respect :* celle de la réalité du mourant |

Souffler au mourant l'essentiel de ses valeurs spirituelles, c'est parvenir à l'espace intérieur comme s'il y avait un au-delà à la pensée rationnelle ou une autre source de conscience. Cette démarche fait appel à l'aspiration de la découverte de l'autre côté des apparences.

Ce qui embellit le désert, [...] [je dirais la mort], c'est qu'il cache un puits quelque part...

Antoine de Saint-Exupéry, 1946, p. 78

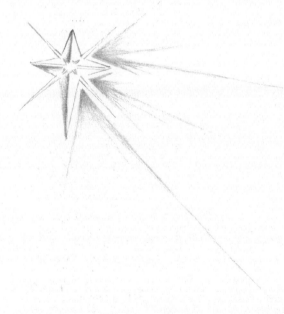

# CONCLUSION VOLET II

L'intervention de cheminement avec la personne en fin de vie se compare à l'ascension d'une montagne ; au sommet, sa vision devient plus étendue. Sa dynamique se retrouve au plus profond de son être, dans un intérieur souvent bâti à son insu, ce qui implique de la part de l'intervenant la nécessité d'un recul face à ses propres expériences.

L'enrichissement de la vie au moment de la conscience de la mort est subjectif, en ce sens qu'il dépend de chaque mourant. Exprimés ou non, les besoins et les valeurs tissent les dimensions du passé de la personne mourante et constituent une voie nouvelle dans laquelle se manifestent des transformations psychologiques.

Les connaissances nécessaires à l'accompagnement de la personne qui prend conscience d'une mort prochaine sont importantes. Elles exigent cependant, de la part de l'intervenant, une disponibilité intérieure et réfèrent au dialogue.

L'implication dans la démarche de cheminement vers la mort place l'intervenant face à des personnes sur le point de laisser derrière elles une vie, des personnes aimées, des rêves, des expériences qui ont constitué leur passé.

Les attitudes à privilégier ne sont pas prédéterminées. Voilà pourquoi il faut se mettre à l'écoute de l'autre, trouver la meilleure manière de respecter ses besoins et ses valeurs pour son mieux-être et celui de sa famille.

La transparence de l'intervenant ne doit pas défigurer cette réalité ni biaiser la démarche intérieure du mourant. Il est important de permettre à ce dernier de cheminer avec ses solutions et de la façon dont il veut recevoir l'intervention.

Petit à petit, les expériences servent de guides. Le cheminement consiste à concilier à la fois les exigences de l'éthique professionnelle et la pertinence de l'intervention. L'important, c'est la rencontre avec la personne qui entre dans sa voie de non-retour : la mort physique.

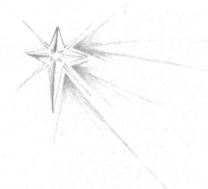

# Volet III

*Aimer et quitter*

*ceux que l'on aime*

*La transformation*

*de son destin*

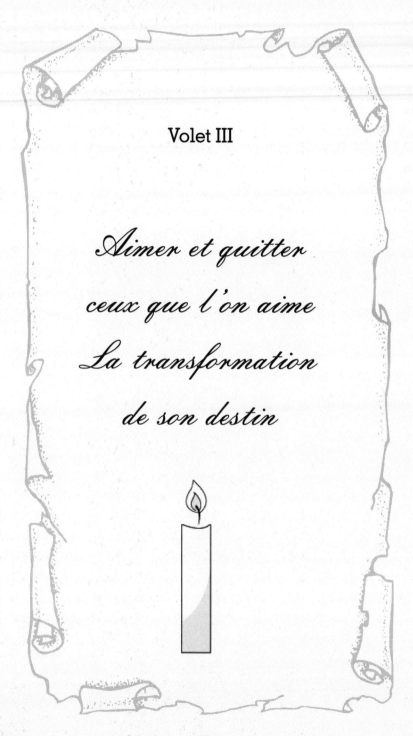

# L'intervention d'accomplissement :
# la voie de non-retour

À l'approche de la mort émerge une lutte entre ce qui est et ce qui sera, dont le but ultime est le deuil de sa vie. Les réalités à vivre demeurent complexes et fuyantes pour l'entourage du mourant. L'accomplissement de la vie, à la pensée de sa mort ou de la mort pour soi, n'est possible qu'à travers des détours sinueux.

L'auteur Herfray émet l'hypothèse que la personne qui entre dans la voie de non-retour « devra faire le deuil de l'illusion d'immortalité peut-être entretenue jusque-là ». (cité dans Badeau et Bergeron, 1991, p. 320)

L'intervention soulève certaines interrogations : Quel est le rôle de l'intervenant dans la dimension des réalités à vivre de la personne mourante ? Quelles sont les réalités de la personne qui va bientôt mourir ? Quelles en sont les dynamiques familiales ?

Ce troisième volet accorde une importance particulière au processus cognitif du comportement humain face au destin de mortel. Le « Savoir Faire » répond aux attentes du mourant et aux soucis des proches afin de mieux comprendre les sentiments de certaines personnes en fin de vie.

Pénétrer l'équilibre psychique du mourant est le moyen privilégié de renouer avec l'essentiel de l'accomplissement d'une vie vers « *le bien mourir* ». La possibilité de « *mourir pour soi* » tient de trois mouvements qui prennent la forme de : *l'altruisme à la conscience de la mort ; l'individualisme et les soins physiques ; l'égocentrisme et la mort pour soi.*

Les habiletés nécessaires à l'accompagnement de la personne confrontée à la limite de la vie touchent les aspects autant psychanalytiques que scientifiques et intuitifs qui assurent au mourant le bon fonctionnement de son état mental (équilibre psychique).

Le premier thème introduit les aspects significatifs de l'altruisme à la conscience de la mort. Les éléments retenus sont : *le désinvestissement de ses attachements ; la reconstruction de son présent ; l'atteinte de l'équilibre psychique ; la distanciation du mourant et le rapprochement de la famille.*

En prenant conscience du fait qu'il est de moins en moins possible de freiner le temps qui conduit à la mort, la personne fait des détours importants pour atteindre son but : quitter ceux qu'elle aime et quitter la vie terrestre.

# L'ALTRUISME À LA CONSCIENCE DE LA MORT

Dans son accompagnement, l'intervenant peut difficilement exprimer avec justesse et sensibilité la compassion et la solidarité.

Connaître les angoisses et les limites des intervenants nous permet de nous rapprocher progressivement du vécu de ces derniers.

## ÊTRE INTERVENANTS
## ET ACCOMPAGNER LES MOURANTS
### (Activité expérimentale)

Leur manière de penser se traduit parfois par des attitudes de détachement et même de renoncement. Certains intervenants les résument ainsi :

| Je ressens | Je me dis que | Je réagis en |
|---|---|---|
| – De la douleur morale à la pensée d'aimer vivre et de devoir mourir un jour<br>– De la vulnérabilité, voire de l'angoisse à la seule idée d'assister au moment fatal du mourant | – La conscience de ma mort m'obligera à m'arracher des personnes et des objets aimés<br>– Le temps venu, je devrai quitter des personnes aimées qui continueront à vivre | – Me mettant en présence de ma solitude et de mon impuissance devant la mort et devant mon obligation morale et professionnelle d'être un intervenant efficace<br>– Me confrontant au non-sens du détachement de la vie et des personnes aimées |

La réflexion des intervenants illustre leur besoin de se replier non seulement sur leur propre mort, mais aussi sur la douleur morale de quitter leurs proches et sur les exigences de leurs interventions auprès des mourants.

Concrètement, le premier thème se rapporte à l'étape du trépas [1]. Le « Savoir Faire » développe les habiletés nécessaires à l'intervenant au moment où le grand malade prend conscience que la mort existe pour lui.

L'activité psychique, à l'étape du trépas [2], est caractérisée par le renoncement et par un nouvel investissement.

> Se séparer, se quitter reste une histoire d'attachement et de perte : c'est toujours une histoire d'amour pour tout ce qui est humain.
>
> Herfray, 1988, p. 213

Le détachement ne signifie pas, non plus, l'irresponsabilité face aux liens qui ont été tissés avec ses proches et face aux engagements qui ont été pris envers eux.

---

1 Pour l'auteure, le mot trépas signifie le « pas d'entrée » dans les trois derniers mouvements de l'accomplissement de la vie.
2 À la suite des notions théoriques de l'étape 5, tableau 1.12, p. 77 ; l'acceptation/la résignation.

### Le désinvestissement de ses attachements

Le deuil à l'étape du trépas ne consiste plus à parler de détachement, mais plutôt de distanciation de ce qu'il est impossible de conserver. Cependant, le travail du deuil à cette étape conserve une dynamique positive en tant que réinvestissement. Cette étape entraîne une nouvelle façon d'être pour le mourant.

Cette autre façon d'être passe par un travail de deuil et prend la forme d'une lutte intérieure entre pulsions de vie et pulsions de mort. Sans cette étape, est-il vraiment possible de se préparer à mourir ? Cette étape oriente le dernier parcours de la vie. Le prochain tableau présente le mouvement des pulsions : vie et mort.

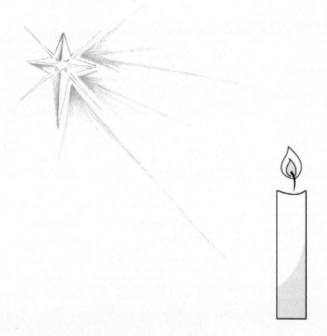

Tableau 3.1

## LE MOUVEMENT DE DÉTACHEMENT ET D'ATTACHEMENT

Selon Herfray, C. (1988)

| Les pulsions simultanées de vie et de mort engendrent | Le présent s'effrite et entraîne | Le rôle d'intervenant implique |
|---|---|---|
| Trois niveaux de tension pour le mourant | Le processus de dissolution | |
| 1. *Une souffrance psychique* en rapport avec<br>Ce qu'il va devenir<br>Ce qui va advenir | → *La rupture avec les personnes aimées* toujours vivantes et qui continueront de vivre | → Une ouverture centrée sur ce qui est vécu par le mourant dans le présent |
| 2. *Une nouvelle façon d'être*<br>Avec ses proches<br>Avec les soignants | → *Le remplacement* de certaines personnes aimées | → Une souplesse face au changement des comportements du mourant |
| 3. *Un nouveau besoin affectif*<br>Par quoi la mort deviendra plus facile | → *Les besoins* fondamentaux des mourants sont les mêmes que ceux des vivants | → Une attention portée sur les particularités de chaque mourant |

Cette transformation caractérise la période pendant laquelle certaines personnes font le deuil graduel de leur vie. Le devenir du mourant est dans la reconstruction du présent.

Les pulsions de vie et de mort dont il est question ne sont pas toujours spectaculaires. C'est subtilement que la représentation d'une mort prochaine change le cours naturel de la vie. Petit à petit, le mourant ayant conscience d'une mort prochaine remplace ses intérêts et se réfugie dans son monde. Il ne faut cependant pas confondre la capacité de dénouer des liens avec l'incapacité de conserver des liens.

### La reconstruction de son présent

La quiétude d'esprit d'un mourant se traduit par le transfert des attachements des êtres chers qu'il sent perdre par la mort. C'est alors qu'apparaît la capacité de reconstruire dans le présent.

À nouveau, un tableau regroupe certaines fonctions mentales de ce mouvement de la vie.

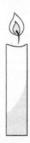

Tableau 3.2

## À LA CONQUÊTE DU « *BIEN MOURIR* »

Selon Herfay (*Idem*)

| Le deuil à l'étape du trépas induit un travail psychique et fait référence à | Le rôle de l'intervenant |
|---|---|
| *L'intériorité* de la personne mourante | L'accompagnement dans la nouvelle façon d'être et d'agir du mourant. C'est-à-dire de |
| 1. À la conscience de sa mort Le mourant tend à remplacer les personnes les plus aimées par un attachement à une autre personne<br><br>2. Il devient alors plus facile pour le mourant de quitter ses proches | – Composer avec la détresse du mourant<br><br>– Assurer au mourant une présence sincère et entière<br><br>– Protéger le mourant de la crainte d'être abandonné |

Ces ruptures avec des membres de sa famille, des êtres chers, sont douloureuses même pour le mourant parce que le présent s'effrite. Dans la famille non informée de l'étape du trépas, il se crée une dynamique souvent éprouvante dont l'intervenant doit tenir compte.

Ce mouvement est le transfert des besoins affectifs des personnes qui vivent leur mourir et qui, « loin de se détacher de leurs objets d'amour, cherchent à les remplacer ». (Eissler, 1977, p. 186-187) Le mourant dans son travail de deuil réalise que ce qui a été ne peut plus être et qu'il doit rompre avec son passé. La personne de remplacement est rarement un membre de la famille, elle est généralement un intervenant.

### L'atteinte de l'équilibre psychique

L'atteinte de l'équilibre psychique du mourant, par rapport à la globalité de la personne, implique une activité articulée entre la vie biologique et la vie psychique. Cette dynamique consiste à faciliter pour le mourant un détachement graduel au cours du dernier tournant de sa vie.

Afin d'en faciliter la compréhension, le tableau ci-dessous présente le désinvestissement des personnes aimées et vivantes et l'énergie amour dirigée vers la personne choisie par le mourant.

Tableau 3.3

## LE DÉTACHEMENT DES PERSONNES AIMÉES

La partie gauche s'inspire de M'Uzan, M. (1977)
La partie de droite s'inspire de Norton cité dans M'Uzan, M. (*Idem*)

| L'activité psychique s'articule entre Deux mouvements | Le rôle de l'intervenant est de composer avec certaines réalités |
|---|---|
| 1. *Le détachement* <br> La capacité de développer de nouveaux intérêts et de laisser tomber les anciens | → La nouvelle dynamique du mourant est empreinte d'un sentiment d'altruisme |
| 2. *Le remplacement* <br> L'aptitude à se distancier et à remplacer ses attachements antérieurs | → La sérénité du mourant passe par l'investissement dans des attachements nouveaux |

Ces deux mouvements, détachement et remplacement (euthanasie psychique), font que le mourant établit une complicité du partage de sa mort avec une nouvelle personne, rarement un membre de la famille.

La capacité de développer de nouveaux intérêts et de remplacer ses attachements a, comme conséquence, que l'environnement habituel n'est plus aussi cordial pour le mourant. Il s'ensuit pour la famille une distanciation progressive de leur parent mourant qui, pour les êtres chers, est parfois perçue de façon cruelle.

### La distanciation du mourant et le rapprochement de la famille

Le mourant dans son processus de détachement procède à une distanciation des personnes aimées alors que, paradoxalement, certains membres de la famille s'approchent et même s'accrochent à lui.

Le prochain tableau identifie les éléments sur lesquels repose le soutien à la famille.

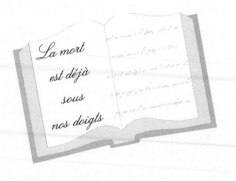

La mort est déjà sous nos doigts

Tableau 3.4

## LE PROCESSUS DE DISTANCIATION
## ET DE RAPPROCHEMENT

Dancause, J. (1997)

---

La préparation au départ du mourant

Deux éléments de soutien à la famille

1. *Expliquer l'essentiel du processus du mourir*

→ Par exemple :

Expliquer ce qui fait partie du trépas en mettant en lumière le détachement du mourant

Parler de la phase terminale, de la possibilité d'une mort plus sereine

2. *Proposer l'adoption de certains comportements*

→ Par exemple :

Être réceptif aux besoins du mourant

Rester naturel auprès du mourant et lui témoigner son amour

Rassurer le mourant sur le fait qu'on ne l'abandonnera pas

Le rôle de l'intervenant est de sécuriser la famille et de lui apporter le soutien dont elle a besoin

La famille est très vulnérable dans les moments difficiles que vit le mourant

*Le comportement à adopter avec la famille* est de même nature que celui à adopter avec le mourant

– L'écoute active, le respect du vécu

– L'expression des sentiments

L'intervenant doit : progresser au rythme de la famille et

– Permettre au mourant d'être lui-même jusqu'à la fin tout en maintenant un soutien à la famille

---

Le soutien à la famille et l'accompagnement du mourant, compte tenu des attentes souvent ambiguës à l'étape du trépas, exigent de la part de l'intervenant de connaître ses limites et de laisser au mourant le temps nécessaire à l'accomplissement de sa vie. Des chemins inconnus s'ouvrent au mourant. Ces chemins lui apportent de nouvelles amitiés qui lui permettent d'aller plus loin sur la route de la vie, d'être plus libre.

Des intervenants mentionnent être mal à l'aise de parler au mourant en présence de la famille, ce qui, selon certains intervenants, engendre un double comportement : l'un en présence de la famille et l'autre en l'absence de la famille. Cela indique bien l'importance du soutien aux familles, car l'accompagnement doit permettre au mourant d'être lui-même.

Au-delà de l'altruisme, il convient d'explorer le mouvement qui conduit de la dépendance physique à l'individualisme. Il s'agit d'un nouveau détour du mourant par rapport au quotidien, au niveau des soins physiques. À ce moment, le mourant rationalise sa situation et cherche une nouvelle sécurité non reliée au passé. Par exemple, comme le chantait Gerry Boulet, le mourant s'interroge à peu près ainsi : « *qui me soignera ? qui me guidera ? qui m'aidera ? etc.* »

## L'INDIVIDUALISME ET LES SOINS PHYSIQUES

Le deuxième thème aborde l'assimilation des réactions affectives, en regard de la globalité des soins, tant aux niveaux physique et psychologique que social. Cette partie s'adresse surtout aux intervenants en soins infirmiers et aux préposés donnant des soins physiques aux personnes dont la mort ne peut être évitée.

Dans de telles circonstances, le mourant va graduellement faire le deuil des personnes aimées. C'est ce qui lui permettra de transformer son destin de mortel et de s'affranchir des liens les plus douloureux à dénouer. La connaissance du passage de la période d'altruisme à la dépendance physique, ou individualisme, est essentielle à l'intervenant pour qu'il puisse sécuriser la famille et lui apporter le soutien dont elle a besoin.

Il faut admettre que l'évolution des soins à prodiguer à la personne qui se meurt et le soutien à apporter au mourant ne sont pas des plus simples pour les intervenants et pour la famille. De là la nécessité du « maternage ».

La connaissance du maternage comme mode d'assistance au terme de la vie suscite quelques questions. D'une part, quels bienfaits est-il possible d'espérer dans les soins physiques à donner au mourant ? D'autre part, les intervenants affirment que leur temps est limité, qu'ils passent d'une chambre à l'autre pour donner des soins et qu'ils sont alors coincés dans leurs priorités. Or, comment remédier à cela ? Est-il possible de donner des soins à la fois précautionneusement, vite et efficacement ?

De plus, certains intervenants disent percevoir les besoins de maternage des mourants, d'autres disent ne pas percevoir cela. Enfin, il y a des intervenants qui se demandent que faire avec les besoins reliés au maternage des mourants, particulièrement devant les familles.

Le maternage des intervenants assistants en soins infirmiers (ASI) se concrétise par les soins du corps : propreté, allégement de la douleur. Une activité expérimentale dévoile la vision qu'ont les intervenants des soins physiques qu'ils donnent aux mourants.

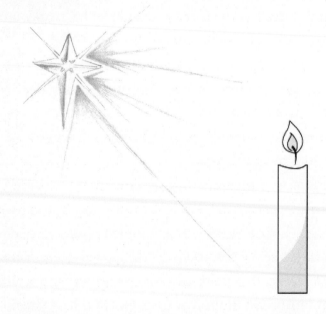

# LES SOINS PHYSIQUES ET LE MATERNAGE
## (Activité expérimentale)

Les intervenants reconstituent leur représentation du maternage auprès du mourant à partir du souvenir du rôle de leur mère. Leurs réflexions dévoilent ceci :

| Je ressens | Je me dis que | Je réagis en |
|---|---|---|
| – L'assurance que m'apportait la présence de ma mère et qui me vient de mes souvenirs d'enfance<br><br>– Le besoin de prendre mes distances avec ma mère à certains autres moments | – Le maternage a été le fondement de ma vie, particulièrement dans des moments d'insécurité<br><br>– Les besoins de l'enfant et du mourant sont semblables<br><br>– Le maternage est un geste naturel et que la mort est peut-être une version inversée de la naissance | – Cherchant des moyens de ne pas infantiliser le mourant<br><br>– Reconnaissant l'importance de laver, de crémer et de dorloter la personne qui va vers sa mort<br><br>– Accompagnant le mourant de manière à ce qu'il se sente réconforté |

Le maternage est la suppléance aux besoins de base incluant une dépendance avancée des mourants pour les soins physiques. Ainsi, le mot « maternage » est retenu parce que ce sont des femmes, pour un très grand nombre d'intervenants, qui procurent les soins physiques. La relation de protection établie entre l'intervenant et le mourant relève de la socialisation.

La relation intervenant/mourant va au-delà d'une communication verbale, elle est surtout non verbale et renvoie à deux éléments. Cette relation de maternage inclut les soins du corps et le mieux-être du mourant, et le soutien prodigué à la famille. Pour Fagherrazzi-Pagel (1993), l'anticipation de la mort est grande pour les familles et le changement dans la façon d'être du mourant devient incompréhensible pour certaines d'entre elles.

À partir de cette réalité nous pouvons dégager la notion de maternage à travers les aspects significatifs de l'éveil des sens : *l'évolution des soins physiques à proximité de la mort ; la source de tension dans le maternage ; la globalité des soins du corps ; la finalité des adieux.* Le texte relève des constats de certaines difficultés exprimées par des intervenants et différents auteurs.

### L'évolution des soins physiques à proximité de la mort

Les soins physiques de base, si nécessaires qu'ils soient, ne suffisent pas à combler les besoins du mourant parce que cette personne est aussi atteinte dans son affectivité, ses peurs, ses deuils. Il faut de la part de l'intervenant de l'empathie, de la tendresse et du respect. Le tableau qui suit met en relief le maternage et les moyens d'agir qu'on peut s'autoriser.

Tableau 3.5

# LES SOINS PHYSIQUES À PROXIMITÉ DE LA MORT

Tirés d'entrevues de Des Aulniers
avec Anne-Marie Mouren-Mathieu (1994, p. 36-37)

| Les confusions possibles reliées au maternage | L'évolution des soins physiques | Le rôle de l'intervenant |
|---|---|---|
| Trois relations | | |
| 1. *Le bon maternage* aide le mourant<br><br>À vivre avec ses incapacités<br><br>À mettre ses énergies sur ce qui est important | → L'accompagnement dans ce passage de la vie *et non l'ingérence dans la vie de l'autre* | → De se centrer sur les limites de ce qu'il peut offrir (intimité, distance, besoins) |
| 2. *Le maternage maladroit* entraîne<br><br>La privation de l'autonomie chez le mourant | → *L'acceptation des différents styles de mort et non l'imposition des valeurs de l'intervenant* | → De proposer ce que l'on peut faire au cours de notre travail d'intervenant |
| 3. *L'abus du maternage* (ou la surprotection)<br><br>Crée plus de vulnérabilité chez le mourant | → *La non-ingérence abusive dans les soins*<br><br>Par exemple :<br>« *On va tout faire pour vous ! On va vous organiser ça !* » | → De ne pas s'accaparer sa confiance Garder une distance de protection (et respecter certaines limites) |

Dans le maternage, les soins physiques sont plus que des simples gestes. Ils ont pour but de répondre aux besoins fondamentaux du mourant : sécurité, environnement familier, présence physique. L'essentiel est souvent de pressentir les besoins et les désirs de confort de chaque mourant.

Le maternage assure des soins axés sur la qualité de vie, par un regard nouveau sur la personne qui va mourir. Malgré ces changements importants, la personne mourante ne retombe pas en enfance ; elle devient physiquement dépendante.

### *La source de tension dans le maternage*

Le maternage oscille entre deux pôles : la discrétion et la communication. S'ouvrir à ces deux axes est indispensable pour bien situer l'esprit du maternage. Le prochain tableau initie une théorie déductive de ces deux pôles.

## Tableau 3.6

## LES CARACTÉRISTIQUES DES SOINS DE MATERNAGE

Tirés d'entrevues de Des Aulniers
avec Francine Saillant, France Hudon et
A.-M. Mouren-Mathieu (p. 34) (1994, *Idem*)

| La prise en charge du mourant | Le rôle de l'intervenant vient de l'expression étendue des soins |
|---|---|
| Deux pôles des soins physiques | Par-delà les bonnes intentions |
| 1. La discrétion pour les soins du corps | → Les soins relèvent souvent du tabou. De là existe |
| Ce sont des relations qui ne peuvent *être connues que de ceux qui les vivent* (mourant/intervenant) | La discrétion des soins (Saillant, F. ) La forme de *l'amour en actes*... par des gestes. Par exemple La friction, le verre d'eau (Hudon, H.) |
| 2. La communication dans les soins | → Les confidences intervenant/mourant |
| Ce sont les liens établis entre le mourant et l'intervenant | On ne peut parler avec le mourant et l'écouter qu'une fois les symptômes soulagés (Mouren-M., A.-M.) |

Le rapport entre l'intervenant et le mourant va devenir très intime. C'est à l'intervenant que le mourant fera ses confidences. Or, l'intimité intervenant/mourant d'une part, les proches et le mourant d'autre part, crée une dynamique qui est souvent source de tension pour les proches.

Du point de vue de certains intervenants, le temps passé auprès des mourants prend son sens non pas dans le décompte des minutes mais dans l'écoute de ces derniers, ce qui influencera « le bien mourir ».

### La globalité des soins du corps

> Accompagner celui qui termine sa vie, ce n'est pas que des gestes, c'est un état d'esprit indispensable, nécessaire. La chambre du mourant ce n'est pas une simple — garderie — [...], mais un lieu de vie intense, profond, de dialogue, d'écoute, de communication, de silence parfois [...]. L'art du soignant est d'employer sa technique à bon escient.
>
> Crépet 1989, p. 85

Tableau 3.7

## L'ACCOMPAGNEMENT ET LE MIEUX-ÊTRE DU MOURANT

Cette section est inspirée de Crépet. (*Idem*, p. 88-90)

| Les soins au mourant dans la pratique quotidienne | Le rôle de l'intervenant est de considérer le mourant dans sa globalité |
|---|---|
| Trois niveaux d'accompagnement | |
| 1. *Niveau physique* : l'hygiène consacrée au corps apporte au mourant<br><br>Une meilleure image corporelle<br><br>Plus de confiance en lui-même | → La communication peut passer par des gestes précis : frictionner, changer la personne de position, l'installer avec confort, rectifier les positions |
| 2. *Niveau social*<br>L'image extérieure favorise la communication avec la famille<br>La relation soignant/soigné | → Les gestes simples peuvent transmettre ce que la parole ne peut exprimer.<br>Par exemple : le regard, le silence, le toucher |
| 3. *Niveau psychologique*<br>Les peurs, les angoisses, les attitudes et les sentiments entraînent les états d'âme plus réceptifs | → La capacité de décoder les vrais besoins demande une grande aptitude d'écoute, de patience |

La souffrance physique du mourant n'est pas sa seule souffrance. Sa souffrance psychologique est généralement plus importante. Parfois replié sur lui-même, le mourant anticipe fébrilement l'inconnu dans la mort. Il remet en question l'au-delà et s'interroge sur son devenir.

Le mourant a un travail difficile à accomplir : le deuil de sa propre vie. Cela lui demande d'abandonner l'espoir de survivre. C'est éprouvant pour la famille et pour lui-même. Il y a parfois une discordance entre le désir du mourant et celui de la famille qui s'accroche encore au mourant en espérant un miracle de guérison.

### La finalité des adieux

Par sa présence quotidienne auprès du mourant, l'intervenant occupe une place importante. Le mourant est souvent une personne dépendante, inquiète, parfois impatiente d'en finir et qui s'accroche à un intervenant comme à une mère, surtout quand le mourant n'a pas de famille. Le prochain tableau expose l'anticipation de la mort pour la famille, la transformation dans la façon d'être du mourant.

Tableau 3.8

## L'ÉTAT D'ESPRIT À L'ÉGARD DU « BIEN MOURIR »

Dancause, J. (1997)

| La famille et le mourant ne sont plus au même diapason | Le rôle de l'intervenant passe par la transparence |
|---|---|
| Trois niveaux d'incompatibilité | Il doit aider la famille à |
| 1. *La famille* <br><br> A le goût de se rapprocher de son mourant et éprouve quelquefois un malaise face à l'intervenant <br><br> Ressent parfois un sentiment de rejet de la part du mourant | – Accepter la réalité <br><br> – Assimiler ce qu'il est pertinent de savoir sur le rôle du maternage <br><br> – Reconnaître les nouveaux besoins du mourant |
| 2. *Le mourant* <br><br> Vit, de la part de sa famille, une forme de retrait dans les soins et s'accroche à l'intervenant | – Accompagner les états d'âme changeants du mourant |
| 3. *L'intervenant* est <br><br> La source de confiance du mourant | |

Ainsi, créer des liens continus nécessite, de la part de l'intervenant, une tendresse inépuisable et une grande capacité d'écoute. Les changements qui surviennent sont en fonction de la personnalité, du tempérament et des événements entourant le mourant et la famille.

L'organisation de la fin de vie doit plus au caractère du mourant qu'aux circonstances environnantes. Cette organisation se trame dans le silence, d'une manière progressive et comme une force inconsciente dans le temps. Chacun meurt à son rythme.

Quand le temps de vivre se transforme en temps de mourir, la réalité de plus en plus complexe se durcit. Parce que la personne mourante sent que sa mort l'habite, elle a besoin de l'apprivoiser et de réfléchir sur elle-même. Sous une apparence de défaite, la mort l'emporte, elle a raison de la vie. La mort devient alors moins douloureuse et moins affolante.

# L'ÉGOCENTRISME ET LA MORT POUR SOI

Contrairement à ce que l'on peut imaginer, la mort est très complexe et aucune définition ne peut lui rendre justice. Le passage de la vie vers un monde d'où personne ne revient ne s'apprend pas et personne ne sait ce que signifie, pour le mourant, se mettre à l'abri du stress de la vie. Ce thème fait référence au rôle de l'intervenant auprès des personnes dont la mort ne peut être évitée.

À ce sujet, Couvreur, C. nous dit que l'intervenant doit se rendre compte du caractère partiel de son intervention, qu'« il [...] ne s'agit pas d'un pouvoir à prendre mais bien d'un pouvoir à rendre ». (1989, p. 77) L'intervention devient un acte qui ne rend pas l'intervenant responsable du devenir de l'autre. Dans une perspective d'intervention, il s'agit de mettre le rôle de l'intervenant à son véritable niveau.

Le danger guette souvent les intervenants qui veulent trop le « soi-disant bien » du mourant. L'intervention risque alors de devenir inappropriée à la situation. Par contre, à certains moments, les intervenants par les soins de confort apportent aussi du réconfort. Or surgit cette question : Est-il possible de préserver la force de vivre et, en même temps, de dégager la force de partir ?

La mort d'une personne est un moment important dans le milieu de travail des intervenants. L'égocentrisme de la mort pour soi se rapporte à l'étape de la décontraction (Kübler-Ross, 1975). Selon l'auteure, pour le mourant, c'est le moment où il est trop tard pour les mots, mais trop tôt pour la séparation finale.

Voici un rappel du vécu des intervenants dans les derniers mois, les dernières semaines, les derniers jours ou encore les dernières heures passés auprès d'un mourant.

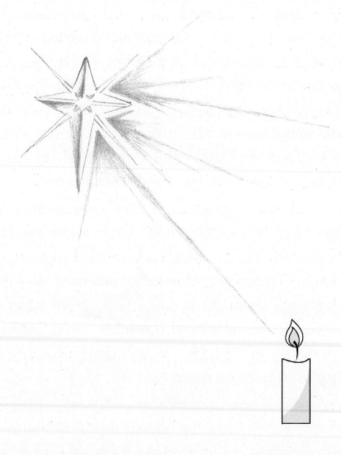

# LE VÉCU DES INTERVENANTS

(Activité expérimentale)

Les intervenants soulignent les moments stratégiques de l'accompagnement des mourants. Ils s'expriment ainsi :

| Je ressens | Je me dis que | Je réagis en |
|---|---|---|
| – De la crainte à accompagner certains mourants et le besoin de soutien se manifeste | – Ma tendance à vouloir donner des soins sans penser que la personne va mourir m'empêche de l'aider à cheminer vers la mort | – Acceptant mes limites<br><br>– Respectant sa culture, ses espoirs, etc.<br><br>– « Étant là » et en « étant avec », même dans le silence |
| – De la peine à constater qu'en plus de vivre leur mort, certains mourants n'ont plus la lucidité pour comprendre ce qui leur arrive | – Mon inconfort concerne surtout les mourants ayant des problèmes cognitifs | |
| – De la détresse lorsque le mourant combat la mort | – Mon incapacité à communiquer verbalement fait qu'à ce moment-là, les émotions du mourant passent souvent par leur corps (agitation, agressivité, panique) | |

Ainsi, l'intervention reliée aux soins de réconfort « [...] comporte deux aspects dont l'un est d'ordre physique (être là) et l'autre est d'ordre psychologique (être avec) ». (Garner, 1992, p. 27) Pour se préparer à cette grande aventure de l'intervention, quatre éléments doivent être dégagés : *les attitudes de la personne mourante ; la culture du silence ; le flirt avec la mort ; les derniers gestes à poser.*

La première partie de ce thème s'inspire d'une présentation à un groupe d'étudiants au Cégep Rosemont (1989). L'invitée, une personne décédée quelques mois plus tard, explique ainsi son état d'âme :

> Sachant que j'ai une maladie terminale, je vis un pied dans le vide et l'autre sur terre. Avec le pied que j'ai sur terre, ma famille peut me suivre, je suis avec eux. Avec le pied que j'ai dans le vide, on ne peut pas me suivre.

Le vide, selon le témoignage de cette invitée, représente un certain nombre de fantasmes. Ses fantasmes l'obligent à se centrer sur elle-même et débordent du champ de vision de son environnement. Par ailleurs, sa réalité tient compte des désirs et des droits des mourants.

### Les attitudes de la personne mourante

En chaque personne, avons-nous dit, il y a pulsion mort et pulsion vie. Ainsi, la pulsion mort « pied dans le vide » fait aussi partie de ma vie. Ce qui reste de la pulsion vie « pied sur terre » souhaite une présence, une écoute. Pour sa part, le « pied dans le vide » met le mourant en position de déséquilibre.

Quand le temps de vivre devient le temps de mourir, chaque mourant se distingue. Son pied dans le vide, malgré sa position de déséquilibre, contient une énergie qui ne peut être mesurée au moyen de certaines particularités. Le tableau qui suit illustre l'état d'âme du mourant.

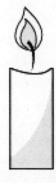

# TABLEAU 3.9

## PARTICULARITÉS ASSOCIÉES À LA PERSONNE MOURANTE

Selon Thomas, L. V. (1978, p. 30)

| Aider à vivre la mort | Les attitudes de détresse du mourant | Le rôle de l'intervenant |
|---|---|---|
| Quatre particularités | | |
| 1. *Le mourant conscient* <br> Un sentiment d'impuissance domine souvent son état d'âme | → Le refus de l'anéantissement <br> → L'incertitude face à l'au-delà | → Protéger l'instinct de vie jusqu'au bout de la vie |
| 2. *Le mourant souffrant* <br> a) Une sensation physique de souffrance <br> b) Une expérience morale angoissante | S'intéresser à l'axe opposé <br> → L'agitation physique <br> → L'angoisse, la peur (psychique) | Pour le niveau <br> → Corps, s'occuper de l'esprit (prière, pensée positive) <br> → Esprit, s'occuper du corps (laver, coiffer, placer les draps) |
| 3. *Le mourant inconscient* <br> Un appel de la mère au moment de la mort | → C'est un appel « au secours » | → Faciliter une relation sécurisante |
| 4. *Le mourant délirant* <br> Un discours hors de la réalité | → *Langage symbolique* <br> – Fantasmes dramatiques ou autres | → Accueillir son délire et subtilement ramener le mourant à la réalité |
| 5. *Le mourant calme* | → *La présence silencieuse* | → « Être là » et « être avec » |

C'est souvent ici que surgit de l'inquiétude quant aux capacités ou à la possibilité de répondre aux véritables besoins du mourant. La personne mourante possède en elle tout ce dont elle a besoin pour quitter ceux qu'elle aime.

Afin d'apporter une qualité de présence à l'autre, il faut d'abord l'accompagner dans l'inconnu de la souffrance, de la mort et de la peur. C'est cela qu'on va devoir écouter, et c'est de cela dont on va devoir parler, parfois avec le mourant et souvent avec la famille qui vit la mort de son proche.

### La culture du silence

À mesure que le mourant se distancie de ce qu'il a aimé, il abandonne ses raisons de vivre. Ce qui l'entoure le touche de moins en moins ou ne l'atteint plus. Ce vers quoi il tend le plus, c'est le calme, la paix, le silence, le grand silence de la préparation à son départ terrestre.

Le prochain tableau traduit ce que le mourant désire ne plus entendre et précise ce qu'il veut entendre !

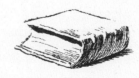

Tableau 3.10

## LAISSER AU MOURANT SON AUTONOMIE

Dancause, J. (1997)

| Les besoins reliés à la période charnière de la fin de vie<br><br>Deux éléments sont retenus | Deux niveaux d'inquiétude surgissent pour l'intervenant<br><br>Si le mourant ne peut pas parler |
|---|---|
| 1. *Le silence maintenu* est<br>Le plus grand désir du mourant<br>Le partage sur sa mort lui importe peu | → L'intervenant doit se demander : le mourant<br>– Veut-il être visité ?<br>– Préfère-t-il être seul ?<br>– Cette personne est-elle significative pour lui ?<br>– Cette expérience peut-elle être mutuellement importante pour le visiteur et pour le mourant ? |
| 2. *La visite respectueuse* protège le mourant du sentiment d'abandon | → L'intervenant peut proposer au visiteur un choix de conduite. Par exemple :<br>– Garder le silence près du mourant<br>– Éviter de retenir le mourant à la vie |

Dans les tourmentes qui le secouent, la voix du mourant rejoint de moins en moins l'extérieur et il devient de plus en plus seul avec lui-même. En revanche, son esprit laisse une place de choix à la mort qui finit par prendre toute la place.

### Le flirt avec la mort

C'est le moment où le silence de la parole laisse place à la parole du silence. L'intervenant devient le porte-parole du mourant.

> Les divers changements qui se produisent au cours du processus de mort suivent un ordre bien établi. L'enchaînement peut être interrompu à n'importe quel stade. Il peut être court-circuité par la douleur ou la peur.
>
> (Watson, 1976, p. 77)

Le prochain tableau présente la séparation graduelle du corps et de l'esprit. Selon l'hypothèse de Watson (*Idem*), celui qui s'approche de sa mort comprend et voit des choses que nous ne pouvons pas voir ni comprendre.

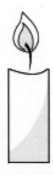

Tableau 3.11

## LA SÉPARATION GRADUELLE DU CORPS ET DE L'ESPRIT

Selon Watson (1976, *Idem*)

| La biochimie du cerveau | Les événements qui précèdent la mort rendent imaginatif celui qui l'attend |
|---|---|
| La vie s'achève, parfois à travers une agonie qui se veut longue | |
| Quatre stades | |
| 1. *La commotion* (détachement) La personne accepte sa mort et revoit son passé | → Les perturbations biochimiques cérébrales modifient le fonctionnement du cerveau et entraînent le détachement psychique |
| 2. *L'état préagonal* L'état altéré de conscience/ état méditatif | → La transformation de l'activité du cerveau porte atteinte à l'état de conscience (rythmes bêtas rapides, pointes irrégulières d'énergie alpha) |
| 3. *L'agonie* (état végétatif) Le passage entre la vie et la mort | → Le déclenchement de l'inconscience (l'activité du cerveau est pratiquement réduite à néant) |
| 4. *La mort clinique* (cérébrale) L'arrêt du cœur, de la respiration et de l'activité électrique du cerveau | → Les fonctions vitales s'interrompant complètement (le dernier nerf à mourir est le nerf auditif) |

La mort n'est cependant pas une étape comme les autres, même si elle est balisée par des rites de passage. Les applications de la connaissance, liée à la place de la biochimie du cerveau comme tracé de la voie de non-retour, peuvent apaiser l'intervenant face à la mort de l'autre.

Je rappelle que le langage verbal au moment de mourir n'est guère éloquent. La vraie communication se fait de « *cœur à cœur* » ou par l'émotion partagée. Cela suppose une compréhension empathique dont la sensibilité mentale traduit les émotions.

### Les derniers gestes à poser

Pour la famille, la mort d'un père, d'une mère, d'un frère, d'une sœur engendre une brisure. C'est un lien qui se défait, c'est une souffrance réelle. De plus, elle fournit l'occasion de faire un voyage dans le passé. Il n'y a pas de contexte que l'on puisse dire parfaitement vrai ou parfaitement faux. Il en va plus des attitudes humaines, honnêtes et franches, que des mots à dire.

## Tableau 3.12

## OMBRES ET LUMIÈRES DANS LA MORT

Maîtrise en intervention sociale (Dancause, J. 1997)

| | |
|---|---|
| Les options respectueuses | La mort d'une personne peut être aussi un moment pour s'unir |
| Deux moments d'actualisation | L'intervenant débute le difficile travail de l'accompagnement auprès de la famille endeuillée |
| 1. Le calme est le plus grand besoin du mourant<br>Ne pas changer un agonisant de son cadre (environnement)<br>Ne pas l'isoler entre des paravents<br>À bannir : les pleurs, les cris, les discussions émotives qui le concernent (ex : derniers arrangements, succession, etc.) | – Permettre à la famille d'avoir du chagrin<br>– Remercier la personne décédée pour ce qu'elle a accompli<br>– Prier, si cela fait partie de ses valeurs<br>– La famille a besoin de redire son amour à la personne décédée |
| 2. *Après le décès* : la sensation du départ définitif se fait sentir dans les minutes qui suivent le décès | – Les membres de la famille ont besoin de se toucher |

Dans le processus du mourir, la personne mourante passe par plusieurs étapes : elle pleure, elle a parfois très peur et, finalement, elle trace le chemin qu'elle décide de prendre. Elle se parle et va même jusqu'à la rencontre des êtres chers décédés avant elle. Parfois, elle va ainsi chercher dans ses ancêtres décédés leur force, leur courage et leur attitude en général positive face aux événements dont elle fut témoin dans la vie de ces derniers. C'est ainsi que le mourant écarte une fin mélancolique en étant fidèle et en renouant avec ses ancêtres.

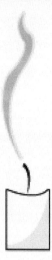

# Conclusion Volet III

La sérénité de certaines personnes, en dépit de la mort, est le résultat d'une lutte et d'un travail psychique non exempts de moments d'angoisse. L'accomplissement de son destin de mortel peut devenir un événement plein de fantasmes que l'on se doit d'explorer. Cette transformation revêt différents visages visiblement variables d'une personne à une autre. Toutes les personnes ne les vivent pas et ne les éprouvent pas avec la même intensité.

La connaissance de la mort physique n'existe pas. Trop souvent négligé, le comportement humain reste la donnée essentielle du processus cognitif de la mort.

De toute évidence, celui qui s'approche de la mort comprend, construit par intuition et voit des réalités que nous ne pouvons pas voir. Il importe donc de s'ouvrir à la transformation du destin de la personne qui s'engage dans le deuil de sa vie.

Le travail du deuil de sa vie, à l'étape du trépas, renvoie à la distanciation progressive du mourant qui, pour les êtres chers, est souvent perçue de façon cruelle. La mort, semble-t-il, est l'acte le plus solitaire de la vie et nécessite un accompagnement. Cela peut sembler contradictoire mais permet de saisir qu'on ne peut qu'accompagner celui qui meurt. Nous devenons les compagnons de sa solitude par une présence silencieuse.

L'intervention s'inspire du comportement humain du mourant et non d'un savoir universel. La personne mourante n'a plus les illusions entretenues par les personnes bien portantes.

« *Être là* » auprès de la personne mourante est de l'ordre du physique et se concrétise dans la capacité d'assurer une présence continue au mourant. « *Être avec* » est de l'ordre psychologique dans l'accomplissement de la vie. La dimension de l'intervention, « *être là* » et « *être avec* », a des effets d'apaisement sur l'angoisse du mourant.

Les heures de silence qui précèdent la mort sont des moments privilégiés où s'installe un nouveau mode de communication que des intervenants désignent comme une « *communication du cœur* » face à une vie qui s'achève à travers une agonie qui se veut parfois longue.

La « *communication du cœur* », comme ajout à la communication verbale et non verbale, permet à l'intervenant et aux proches d'entrer en contact avec l'intériorité du mourant en partant de son extériorité. En fait, l'essentiel de la communication devient muette puisque l'état du mourant le plonge dans un silence profond, et les accompagnants deviennent la parole de son silence.

Même si le mourant, à nos yeux, ne réussit pas à accepter qu'il y a un temps pour naître, un temps pour vivre et un temps pour mourir, nous ne devons pas être tristes. Intervenir auprès d'un mourant, c'est respecter dans la personne qui se meurt sa qualité d'« expert » en la matière.

Participer à la réalité de la famille, dans l'accomplissement de la vie d'une personne qui lui est chère, c'est être là simplement, humblement, d'une présence accueillante, participante, silencieuse.

Ce guide de réflexions permettra, je l'espère, de faire le point sur nos attitudes face à la vie et à la mort et de développer notre attention soutenue aux personnes blessées que la vie met sur notre chemin.

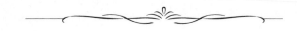

# Épilogue

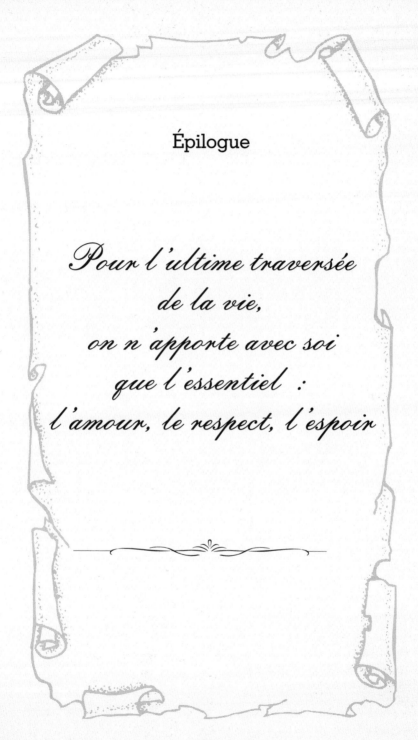

*Pour l'ultime traversée
de la vie,
on n'apporte avec soi
que l'essentiel :
l'amour, le respect, l'espoir*

# Legs aux intervenants

À titre de reconnaissance personnelle et de gratitude, je vous rends hommage pour votre action auprès des malades.

Votre univers se résume en trois mots qui semblent magiques : *ressentir, se dire* et *réagir.* Puisse l'accessibilité à cet ouvrage vous unir comme intervenants et minimiser votre stress causé par l'inconfort d'un savoir trop souvent oublié, c'est-à-dire un savoir théorique, un « *Savoir Être* » et un « *Savoir Faire* » dans les pratiques professionnelles au niveau du soutien continu des soins de réconfort.

Le vécu d'une personne en fin de vie, à domicile ou placée en institution, est une expérience douloureuse pour ses proches. Cette personne est fragile, vulnérable, et vit de multiples pertes (deuils).

Pendant des semaines, parfois plusieurs années, vous êtes appelés à accompagner cette personne à l'ombre de son passé et dans la transformation de son présent. Il vient un temps où l'absence de traitement curatif fait place à une présence affective. Vous parcourez avec elle un chemin long, parfois difficile. Vous respectez en elle sa qualité de maître de la situation. C'est ainsi que graduellement la personne en fin de vie ressaisit sa vie et vous l'accompagnez dans la gestion de sa mort.

À votre responsabilité de soins de confort (physique) pour la qualité de vie de la personne, vous ajoutez des soins de réconfort (psychique) pour lui assurer ainsi une vie de qualité. C'est une personne humaine à qui vous donnez le droit de pleurer et d'exprimer ses angoisses.

Avec le temps et de la persévérance, vous accédez à son espace intérieur. Au-delà de sa pensée rationnelle ou d'une autre source de conscience, sa mort tout comme le sens de sa vie se fabriquent dans son quotidien. Petit à petit, vous vous laissez apprivoiser par la mort physique de l'autre. Cette mort imminente vient compléter dans son corps le processus des « petites morts » physiques, psychiques et sociales.

L'enclenchement irréversible de la mort physique devient un moment stratégique pour vous, intervenants, et pour les proches de ce mourant. L'équipe intervenante monopolise alors tous ses efforts pour le mourant et ses proches. À ce moment, tous les intervenants se tournent vers ce mourant, l'entourent de mille petits soins. Vous répondez de la manière la plus adéquate possible à ses besoins physiques et psychiques.

Généralement, un intervenant attitré prend en considération la famille éplorée. Mais à un certain moment, cet intervenant peut ressentir de l'impuissance, regretter de ne pouvoir apporter un soutien affectif plus grand et réagir à l'occasion en pleurant. C'est simplement, humblement qu'il se joint à la réalité de la vie.

Au moment où la mort prend toute la place, j'ai souvent observé que le mourant réservait aux intervenants ses plus beaux sourires. Dans le processus de mort, l'intervenant soutient le mourant, le guide sur le chemin que ce dernier décide de prendre. C'est à ce moment que, souvent, le mourant décide de fiancer sa vie à la mort.

Mes contacts avec vous m'ont permis d'observer votre perspicacité dans l'attention que vous portez aux mourants. Je vous ai vus passant d'une chambre à une autre, vivant deuil après deuil et vous réinvestissant d'un bénéficiaire à un autre. J'ai compris que votre capacité d'apporter la réconciliation avec l'essentiel de la vie et votre idéal d'intervenant deviennent la rencontre de deux souffrances : la vulnérabilité du mourant, ses peurs, ses angoisses et ses multiples deuils, et l'accomplissement de vos aspirations.

Lever le voile sur votre milieu de travail, dans l'accompagnement des personnes en fin de vie, me rend sensible aux deuils que vous vivrez après leur décès. Mais vous qui entrez en résonance affective avec le mourant et la famille, vous accordez-vous le droit d'en parler, le temps de vivre votre deuil avant de vous engager auprès de nouvelles personnes en fin de vie ?

C'est un peu tout ça que je retiens de votre milieu de vie. Aujourd'hui, où en sommes-nous face à la mort ? Peut-être cherchons-nous à nous apprendre mutuellement à vivre et à mourir ? Est-il possible de penser que la mort occulte rétrocédera un droit à la mort familière ?

De tout cela, je déduis que : l'accompagnement d'une personne en fin de vie, relié à l'idée de mort considérée comme une autre naissance, peut alors apparaître comme étant la profession d'une sage-femme. À ceci, Cassidy (citée dans Lussier-Russel) ajoute une pensée de Montaigne :

> Autant avons-nous eu besoin d'une sage-femme pour nous mettre au monde, autant aurons-nous besoin d'une femme plus sage encore pour nous en sortir.

Cassidy, 1992, p. 63

Le temps serait-il venu de bâtir ensemble, soignants, intervenants et familles, une alliance de femmes plus que sages ? Je partage avec vous cet espoir.

Au-delà des images et des perceptions, il n'y a pas un jour où une personne, à la dernière étape de sa vie, ne soit pas confrontée à ses limites, ne soit pas retournée à ses idéaux de vie. L'intégration des différents savoirs : *théorique*, *être* et *faire* nous a permis de poser quelques balises à l'intervention grâce à vos propos enrichissants, tout en favorisant l'efficacité de la réponse aux besoins de la personne mourante et des proches. Cette relation personnelle peut être une expérience de croissance et parfois devenir traumatisante au moment d'un décès.

Tiré de *Au jour le jour*, journal quotidien du Service de pastorale du CHSLD L'Ermitage de Victoriaville, août 2002[3], je cite un exemple vécu d'une étape de croissance pour le mourant, ses proches et les intervenants.

---

3    N'a pas fait l'objet de publication.

## Une réconciliation vécue

Marcelle (nom fictif), la jeune cinquantaine, divorcée, séparée de ses quatre enfants, hospitalisée depuis un certain temps, entre en phase terminale. L'infirmière-chef et l'intervenante en pastorale lui demandent si elle désire qu'on appelle ses enfants. Elle répond : « Ils savent que je suis malade... » Voilà que toute la famille se retrouve à son chevet. Marcelle dit à l'un de ses fils : « Je n'ai pas toujours été une bonne mère », et le fils de répondre : « Maman, on t'aime, tu vois, on est là ! » L'intervenante, témoin de la scène, veut se retirer par respect pour l'intimité des pardons. Mais Marcelle lui tend les bras pour l'embrasser et lui dire merci. Elles pleurent toutes les deux.

Plus tard, l'ex-conjoint de Marcelle vient rejoindre sa famille. Pendant plusieurs jours, la maladie se prolonge. Marcelle manifeste sa reconnaissance à chacun. Elle savoure ce temps de réconciliation. C'était émouvant de voir cette femme encore jeune, amaigrie, fatiguée, vivre une véritable action de grâces.

Après le décès, l'infirmière et l'intervenante en pastorale échangèrent leurs sentiments sur le deuil qu'elles vivaient et la paix qu'elles ressentaient. Unanimes, elles dirent : « Marcelle nous a fait cheminer par son acceptation de la mort et sa foi. »

Les enfants avaient déposé deux lis blancs auprès de leur mère à son dernier soupir.

L'intervenant, par sa présence, son attention et son respect, redonne au mourant et à la famille les forces physiques, morales, et ranime l'amour et l'espoir. Toutefois, vivre plusieurs deuils successifs demande d'être soutenu par un rite spécifique, développé dans le cadre du milieu de travail. Qu'on le veuille ou non, le professionnalisme exercé lors de l'accompagnement d'un homme ou d'une femme, parfois pendant des années, ne laisse pas les intervenants indifférents.

La résolution du deuil d'une personne aimée oblige à couper les liens qui nous unissaient à elle. Tous nos sens ont à s'ouvrir à l'apprentissage du deuil à faire. La personne endeuillée doit accepter de ne plus la voir, de ne plus lui parler, de ne plus la toucher, de ne plus l'entendre ; cela peut aller jusqu'à ne plus percevoir son odeur.

« Exorciser » sa douleur guérit les blessures, si minimes soient-elles, qui autrement s'accumulent, décès après décès, et finissent par miner l'intérieur. Pour la plupart d'entre nous, c'est le visuel, la parole, la prière, etc., qui sont les moyens privilégiés de la transformation du deuil.

À cette fin, vos recommandations ont porté sur des moyens de créer une ambiance amicale entre vous.

Voici deux rituels de libération proposés et observés par certains intervenants, un premier pour vous et un deuxième pour la famille.

## Dire adieu
## à l'occasion d'un décès

✦ Dire adieu à la personne défunte auprès de sa dépouille, sur son lit de mort ou au salon funéraire.

✦ Un dernier regard, un mot d'adieu, une prière soulage la peine intérieure.

✦ Des échanges entre les intervenants concernés. Par exemple, le rappel :

— de quelques bons souvenirs,

— des qualités du défunt,

— de faits précis,

— d'un trait humoristique,

— du repos que la personne décédée vit.

## Je veux vous dire adieu

## à l'occasion de votre départ

- Laissez-moi vous rappeler quelques bons souvenirs...
- Je vous revois encore vous qui aimiez...
- Pour vous avoir rencontré pendant..., je garde de vous le souvenir de...
- Nous parlions ensemble... Parfois vous me disiez... Vous parliez aussi de...
- Devant vous il y avait... (les souvenirs)
- Et puis, il y a eu les souffrances des derniè-res semaines...
- Vous auriez aimé vivre...
- Vous me léguez un exemple...
- Vous laissez aux vôtres...
- Voilà où j'en suis avec votre départ parmi nous...
- Je vous dis une dernière fois : « Adieu !
  — Au revoir ! ou Merci ! »

(selon les croyances de chacun)

Faire ses derniers adieux demande de laisser s'exprimer son amour et son respect après la séparation.

Élaborer des rituels intensifie la possibilité de bien vivre et de bien dire le deuil. À ces rituels peuvent s'ajouter : chandelles, photos, musique, odeurs, boisson préférée. Ces étapes ont besoin de temps et de lenteur pour s'accomplir.

Ainsi apprendre à se souvenir, c'est apprendre à remonter les liens qui nous unissaient au défunt, c'est se rappeler ce que nous a apporté notre liaison.

Pour nous, le temps est maintenant venu de nous quitter et de partager les fruits du passé. Mon dernier regard sur votre pratique est le reflet de ma pensée façonnée à l'image de votre réalité.

*La vie de l'intervenant*
*est le livre du quotidien.*
*Il est fait de chair et d'esprit.*
*Une main invisible y imprime*
*chaque jour vos émotions et vos choix,*
*ce que vous recevez et ce que vous donnez.*

# Liste des tableaux

# *Bibliographie*

Badeau, D., et Bergeron. 1991. *La santé sexuelle après 60 ans.* Montréal.

Baltzell, W.H. « The Dying Patient », *Archives of Internal Medicine*, 1971, p. 108. Cité dans : *L'espoir c'est la vie*. Tiré de Télé-Université, document de travail, 1982, Université du Québec, Québec.

Boisvert, M. 1993. « Quo Vadis ». *Revue Frontières : Au bout de la vie. Les soins palliatifs*, vol. 5, n° 3, p. 6-9.

Carter, G. 1960, cité dans Mayer, R. et Ouellet, F., 1991. *Méthodologie de recherche pour les intervenants.* Gaëtan Morin, Boucherville, Québec.

Cassidy, S. 1992. Cité par Lussier-Russell, D., dans « *Du curatif… à la tendresse* ». *Les cahiers des journées de formation annuelle du sanatorium Bégin : Jalons pour la compréhension de la tendresse professionnelle*, n° 11, p. 53-69.

Couvreur, C. 1989. *Les soins palliatifs.* Lyon : Chronique sociale.

Crépet, A. 1989. *Aider à mieux vivre la mort.* Lyon : Chronique sociale.

Comité de pastorale-humanisation Région 04. 1994. *Valeurs spirituelles et soins des usagers.* Cap-de-la-Madeleine, Qc.

Dancause, J. 1997. *L'accompagnement des personnes âgées jusqu'à la mort : comment survivre aux deuils dus aux décès successifs des résidents.* Maîtrise en intervention sociale, UQAM, Montréal.

De Fiores, S., 1983. Cité dans le *Dictionnaire de la vie spirituelle*, Cerf, France, p. 1061-1077.

Des Aulniers, L. 1982. « Notre peur de mourir s'enracine dans notre peur de vivre ». Rdn. La mort : Un rendez-vous à ne pas manquer. Entrevues avec : Mouren-Mathieu, Anne-Marie, Saillant Francine et Hudon France, n° 10, p. 15-37.

_____ 1994. « Entre vitalités et dommages, materner comment ? ». *Revue Frontières : Les vivants et la mort*, vol. 7, n° 1, p. 33-37.

De Saint-Exupéry, A. 1946. *Le Petit Prince*. Paris : Gallimard.

Diné, L. 1988. *Vivre la mort*. Paris : Épi-Desclée de Brower.

Draguet, J. M. 1977. (dans *Soins*) Cité dans : *L'espoir c'est la vie*. Tiré de Télé-Université, document de travail, 1982, Université du Québec, Québec.

Eissler, cité dans M'Uzan, M. de. 1977. *De l'art à la mort : itinéraire psychanalytique*. Paris : Gallimard.

Herfray, C. 1988. *La vieillesse, une interprétation psychanalytique*. Paris : Epi-Desclée de Brower.

Fagherrazzi-Pagel, H. 1993. *Mourir en long séjour : une expérience unique, un vécu collectif*. Nancy : Presses Universitaires de Nancy, France.

Garner, cité dans Mailloux-Poirier, D. 1992. « *Du curatif... à la tendresse* ». *Les cahiers des journées de formation annuelle du sanatorium Bégin : Prendre soin (care) ou traiter (cure) et l'art de concilier ces deux types de soins*, n° 11, p. 21-35.

Grand'Maison, J. 1979. *Une société en quête d'éthique*. Coll. « Cahiers de recherche éthique », Montréal : Fides, vol. 5, p. 194.

Grand'Maison, J., et S. Lefebvre. 1994. *La part des aînés*. Coll. « Cahiers d'études pastorales », Montréal : Fides, n° 13, p. 205.

Herfray, C. 1988. *La vieillesse, une interprétation psychanalytique*. Paris : Epi-Desclée de Brower.

Heije, F. 1971. (dans *Pastoral Care in the Modern Hospital*) Cité dans : *L'espoir c'est la vie*. Tiré de Télé-Université, document de travail, 1982, Université du Québec, Québec.

Hétu, J.-L. 1989. *Psychologie du deuil et du mourir*. Canada : du Méridien.

_____ 1993. « *Faire la paix avec soi-même* ». Revue Frontières : Les vivants et la mort. *La vieillesse*. Vol. 6, n° 2, p. 52-53.

Kübbler-Ross, E. 1977a. *La mort, dernière étape de la croissance*. Montréal : Québec/Amérique.

_____ 1975. *Les derniers instants de la vie*. Genève : Labor & Fides.

Lamers, 1965 et Lapota, 1973, cités dans : Brian L. Mishara et Robert G. Riedel, 1984. *Le vieillissement*. Paris : Puf, Presses Universitaires de France.

Legault, Georges A., 1997. Cité dans « Analyse des pratiques professionnelles ». Collection dirigée par M. Claude Nelisse. L'INTERVENTION : les soins en action. Université de Sherbrooke, éd. GGC, Québec.

*Le Petit Larousse*, 1997.

*Le Petit Robert*, 1996.

Martin, R. M., 1978. *Journal of Medical Ethics*, College of Georgia, U.S.A.

Mayer, R., et F. Ouellet. 1991. *Méthodologie de recherche pour les intervenants sociaux*. Boucherville (Qué) : Gaëtan Morin.

M'Uzan, M., 1977. *De l'art à la mort : itinéraire psychanalytique*. Paris : Gallimard.

Monbourquette, J. 1985. *Deuil et rupture*. Cassette n° 2, Acep, 1985.

Pelletier, D., et Vézina A. 1989. « La mort : Définitions, conceptions théoriques et attitudes de l'intervenant ». Revue *Le gérontophile : La mort*, vol. 11, n° 4, p. 2-9.

Rapin, C.-H. 1989. *Fin de vie : nouvelles perspectives pour les soins palliatifs*. Lausanne : Payot, p. 115. Note (s) : – Actes d'un colloque tenu à Genève en septembre 1988.

Régnier, R. 1991. *La perte d'un être cher : le travail du deuil*. Montréal : Québecor.

Savard, D., 1989. « Aimer la vie... et côtoyer la mort ». Revue Frontières : *Être avec... à la fin*, vol. 1, n° 3, p. 12-17.

Sébag-Lanoë. *La mort chez les personnes âgées. Fin de vie* Cité dans Fagherrazzi-Pagel, 1993. *Mourir en long séjour : une expérience unique, un vécu collectif*. Nancy : Presses Universitaires de Nancy.

Thomas, L. V., 1978. *Mort et pouvoir*. Coll. « Petite bibliothèque Payot ». Paris : Payot.

Watson, L. 1976. *Histoire naturelle de la vie éternelle ou l'erreur de Roméo*. Traduit de l'anglais par Robert Genin, Paris : Albin Michel.

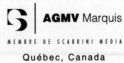

**AGMV** Marquis

MEMBRE DE SCABRINI MEDIA

Québec, Canada
2004